圖解 名醫傳授健康知識

眩暈症

「醫生推薦的名醫」
最佳、最快的治療方式

川越耳科學診所院長
坂田 英明

瑞昇文化

暈眩不能單純治療要找出原因、並且加以預防

一般的醫生會治病、好醫生治人、優秀的醫生治國——這是古中國醫學書上寫的話。提什麼「治國」或許大家會覺得丈二金剛摸不著頭腦，不過當今世界的需求正是如此。在人們的生活變得更加富足以後，苦於疾病的人也越來越多。而背景因素（原因）之一正是壓力。這可以說是現代社會打造出來的東西。

因為暈眩程度不是很嚴重、或只是暫時性的，就覺得「也不需要去醫院吧」而放著不管的人很多，這種情況實在很糟糕。最具代表性的就是覺得輕飄飄的暈眩感。講到暈眩的時候，很多人都會聯想到腦袋打轉那種症狀激烈的暈眩，但其實暈眩的種類也是五花八門。如果認定自己只是有些疲憊、累積太多壓力，很容易就忽略掉引發暈眩的真正原因。

暈眩是身體某處發生問題的症狀。是哪裡發生了問題？引發該問題的東西是什麼？背後還有沒有隱藏什麼疾病之類的？首先要做的就是找出這些問題的答案並且加以應對。然後預防「下次可能會發生的暈眩」。比方說雖然我們不知道地震何時會發生，但我們會準備好有不測之時來度日。只是想太多的話又會變得畏首畏尾。話題拉回暈眩，最重要的就是要了解引發暈眩的成因，並且做好適當準備。這樣就能過著活力十足的生活。

讓社會上人人都能夠有這樣的認知，這就是「治國」。本書也作為其中一股力量，徹底並且以簡單易懂的方式說明「何謂暈眩？」如果覺得暈眩非常可怕的人，大可安心。醫學已經發展到可以找出暈眩的原因、對症治療並且能夠進行後續照護及預防。請先從使用本書來理解暈眩開始吧。治療要由你自己來。

坂田 英明

並非只有暫時性的轉圈圈感才是暈眩！

這是一位女性生活中發生的事情。不管是走路、坐著、做什麼事情都有種身體輕飄飄的感覺。

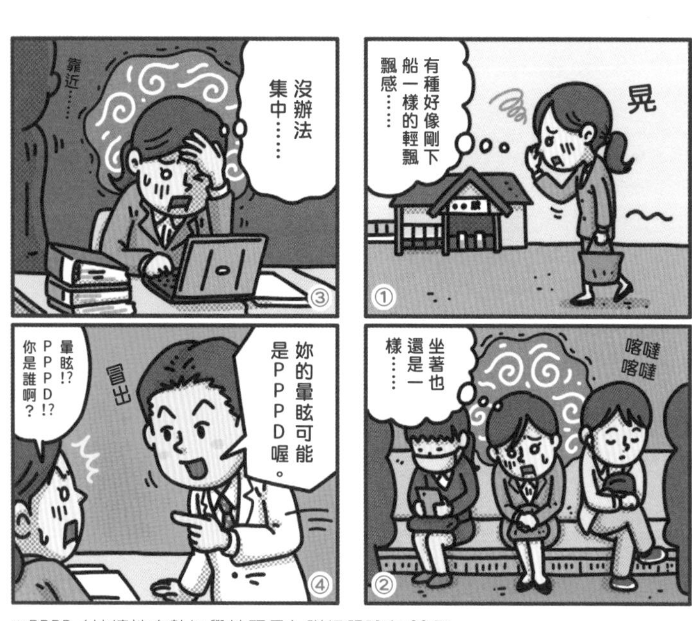

※PPPD（持續性姿勢知覺性頭暈）詳細解說在 80 頁。

感覺「輕飄飄地」暈眩越來越多！

我是耳鼻喉科的醫師。
會發生暈眩，
一定是有原因的喔！

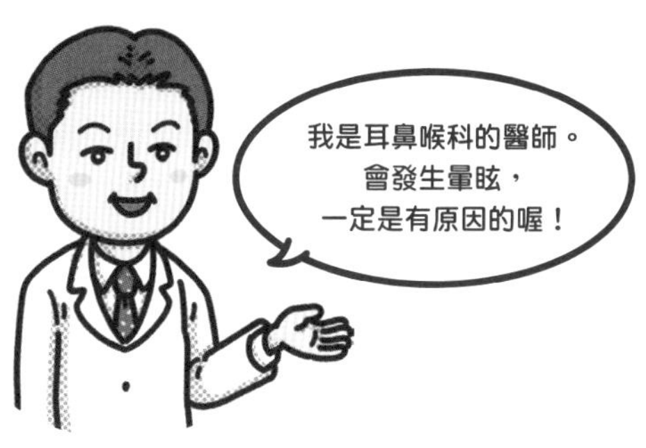

暈眩和耳朵以外的問題也有關係！

與精神疾病或精神狀態有關

過度壓力可能引發精神疾病，送到大腦的神經傳導物質產生異常等原因，會打亂平衡感。

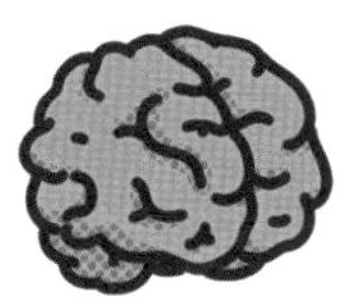

與大腦問題或疾病息息相關

暈眩的背後很可能是腦部疾病。另外也可能是疾病的後遺症引發暈眩。

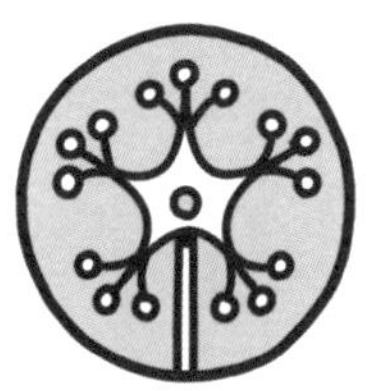

由自律神經引發

如果自律神經沒有正常工作，就會造成循環器官或血流等發生問題，導致大腦進入混亂狀態。

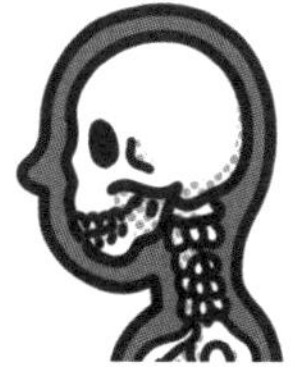

和頸椎變形等姿勢相關成因

由於不正確的姿勢導致頸椎變形等，血流受到阻礙而在大腦或內耳發生問題。

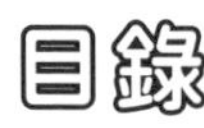

第2章 不同疾病的治療方法

第3章 日常照護與預防

「暈眩」會因為什麼成為契機而引發？

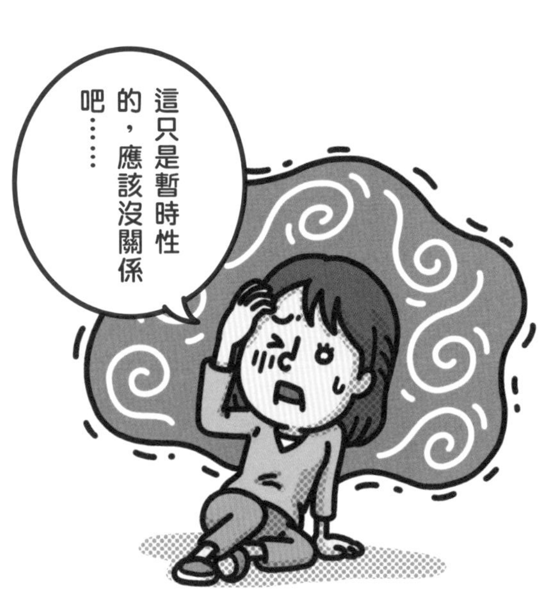

「平衡感異常」就是暈眩小看是很危險的！

大家都知道一直咳嗽表示肺部異常吧。以暈眩來說，這是**大腦或內耳等平衡感發生異常的症狀**。造成異常的真面目（本書稱為「背景因素」）是身體機能某處發生問題而引發的。只有暈眩的症狀，無法判斷是否有其他疾病潛藏在身體中。要找出問題所在，就要**找出背景因素**。

暈眩是身體的「某種異常」症狀

據說日本人中 10 人便有 1 人體驗過暈眩症狀。
無論是暫時性的、或者是慢性的，
一定都表示身體有某個機能發生問題。

○引發暈眩的背景因素例子

壓力、憂鬱

現代社會伴隨著壓力，如果太嚴重無法消除，就會引發憂鬱症等精神疾病，造成身體異常。

疲勞、睡眠不足

就算是沒有生病的身體，也會因為疲勞或睡眠不足導致機能紊亂，很可能引發暫時性的暈眩。

體質

低血壓或過敏體質也可能是原因。另外也可能是先天性、或者針對藥物的體質狀況。

老化

由於包含心臟在內的各種器官功能都會開始衰退，血液循環變差，會對身體造成問題。

生活習慣病

動脈硬化等問題可能造成腦梗塞或腦出血，腦部異常會打亂平衡感。血壓變動也會造成暈眩。

藥物

有機溶劑中毒會使腦部產生問題，也可能是其他疾病的藥物副作用干擾了神經等影響造成。

噪音

巨大聲音或震動壓力造成內耳損傷，打亂平衡感就會引起暈眩。也會對聽覺造成影響。

意外

意外造成耳部、頭部或頸椎外傷可能導致腦部或內耳發生問題，導致平衡機能異常。

背景因素與現代社會生活息息相關！

原本健康的人也會發作？

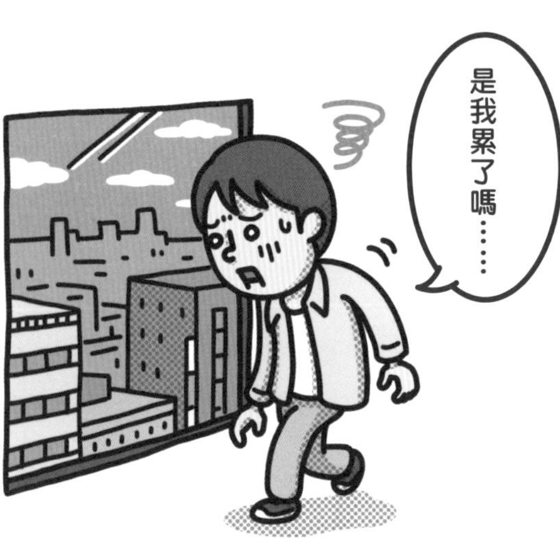

暫時性暈眩或許是疲勞或睡眠不足，但若休養後仍暈眩就有別的原因！

大家是否曾經在高樓上往下看地面的時候，忽然覺得有種身體失去力氣、軟綿綿的感覺呢？這也是暈眩的一種。另外，**疲勞或睡眠不足而引發暈眩**的人，不管在哪個世代中都有增加的傾向。也就是說，健康的人也會暈眩。如果是暫時性的暈眩，只要休養應該就不會繼續暈眩。但**若有反覆發生的情況**，就必須要懷疑**可能有其他原因**。

反覆發生暈眩可能是……

發生暫時性錯覺或異常
感覺是每個人都可能發生的事情。
但若反覆發生一樣的情況，
就必須要找到原因。

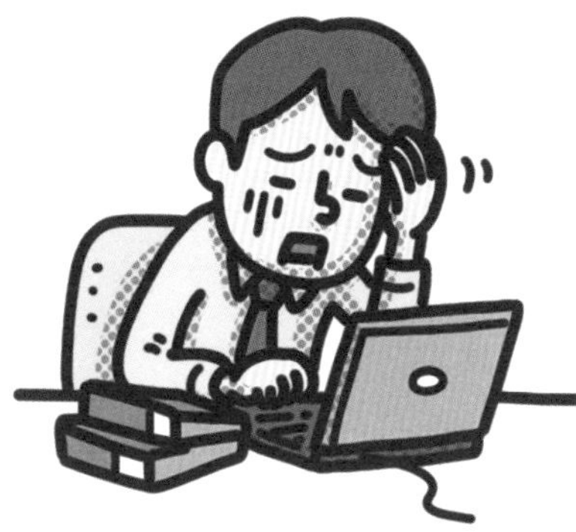

○ 暫時性因素①

壓力過多的生活

若是生活中抱持著過大壓力，就可能會造成自律神經發生問題。如果只是暫時性也就罷了，要是這種情況持續下去，就會造成各種身體不適。

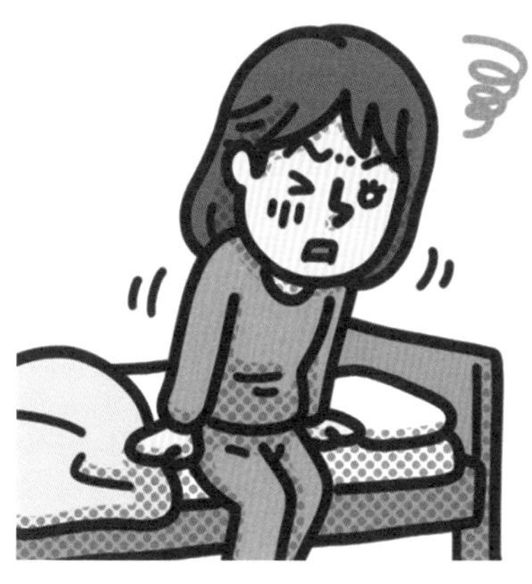

○ 暫時性因素②

睡眠不足或休養不足

沒有充分的睡眠或休息，疲勞感就會增強，也會感覺到暈眩。同時會併發耳鳴、肩頸僵硬、頭痛、腹痛、倦怠感、食欲不振等症狀。

➡ 如果暈眩的症狀沒有減緩、或者反覆發生的話，就有別的原因！

暈眩的背後可能隱藏著重大疾病

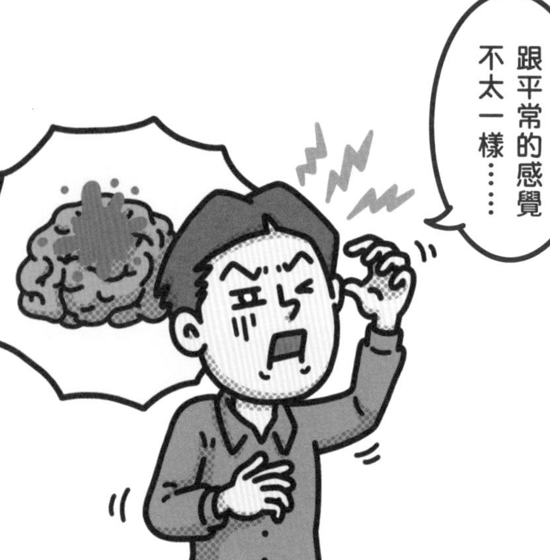

威脅健康的危險訊號
最好要找出重大疾病

如果是暫時性暈眩，那麼症狀很快就會減緩，醫療機關通常會判斷是疲勞、自律神經失調或者更年期障礙等。這或許是比較簡單的判別方式，但若有高血壓傾向的人就要多加注意，很可能與動脈硬化、腦中風、心臟衰竭等可怕疾病相關。尤其是**反覆暈眩的話**，還請注意這可能是要**告訴你身體有異常的訊號**。

暈眩背後可能潛藏疾病

疾病會默默潛藏在身體當中。
能夠讓你發現這件事情的，正是暈眩。還請大家警覺可能潛藏在背後的重大疾病。

○與暈眩相關的疾病及症狀範例

動脈硬化及心臟疾病

高血壓會默默地加重動脈硬化、腦中風和心臟衰竭等疾病，有時候就會發生暈眩症狀。如果頻繁暈眩的話，就要懷疑可能是這些疾病。另外也要注意血壓可能會驟降。

暫時性腦貧血發作

腦部血流暫時變差的話就會引發暈眩，這就是暫時性腦貧血。會暫時性失去意識。如果頻繁發生暈眩，很可能發展為腦梗塞。在不同部位發作的暈眩型態也不同。

耳鳴和重聽

暈眩經常伴隨耳鳴或重聽，甚至可能是嚴重耳鳴或重聽的前提條件。就算沒有生命危險，也會對日常生活造成妨礙、對精神產生重大負擔。

精神疾病

如果是身體輕飄飄而不穩定的暈眩，背後可能有其他疾病，但最容易被忽略的就是憂鬱症或者憂鬱狀態的症狀。也有可能是其他精神性疾病或身體機能障礙。

➡ 影響範圍可能是腦部、耳部或精神，相當多樣化

➡ 重要的是找出引發疾病的背景因素（原因）！

伴隨暈眩症狀的疾病相當多

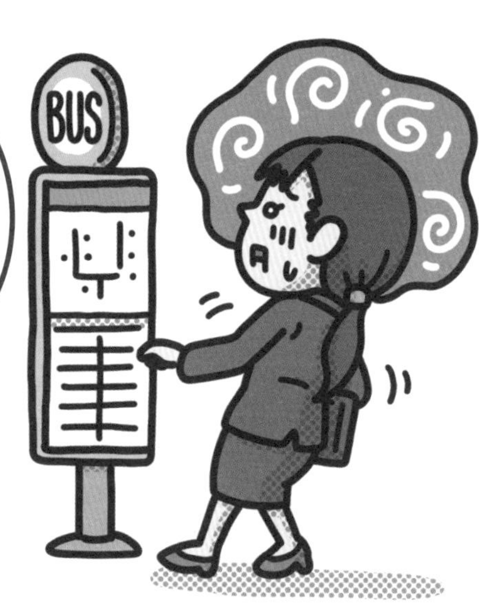

大致上可以區分為與耳朵相關的因素以及與腦部相關的因素

會有暈眩可能是**末梢性眩暈**（內耳或前庭神經）**以及中樞性暈眩**（小腦或腦幹）這兩種。也就是問題是發生在耳朵、還是腦部。前者因為沒有生命危險，因此經常被輕忽，但是會同時產生精神性痛苦以及生活問題。後者伴隨著維持生命的風險，因此重點在於防範它成為重症。另外耳朵與腦部也是息息相關的。

會有暈眩症狀的疾病

就算是相同症狀，也會因為不同疾病而讓症狀
有不同的治療或應對方式。下列疾病只是一部分範例。

○與耳朵相關的疾病範例

良性陣發性姿勢性眩暈

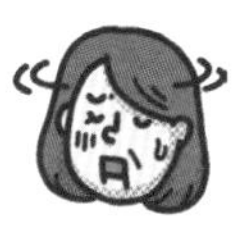

改變頭部或身體位置的時候就會發生嚴重暈眩。改變姿勢就會改善。

梅尼爾氏症

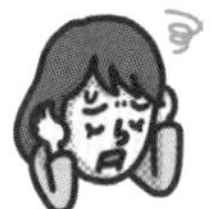

原因在於內耳的問題，除了暈眩、耳鳴、重聽等症狀以外，還會反覆發生作嘔感、嘔吐、冷汗等。

拉莫爾葉茲症候群

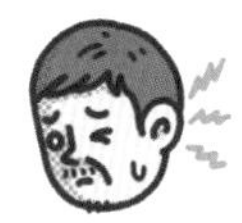

依照耳鳴→重聽→暈眩的順序，症狀會反覆發生。

伴隨暈眩的突發性重聽

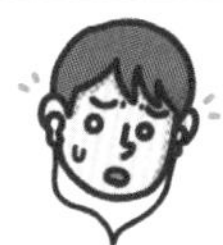

只突然發生一次，短時間內出現重聽，會殘留耳鳴。

前庭神經炎

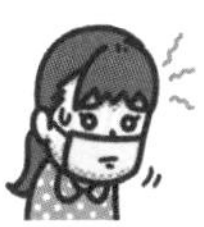

內耳神經中的前庭神經發炎，引發劇烈暈眩症狀。會先出現感冒症狀。

外淋巴廔管

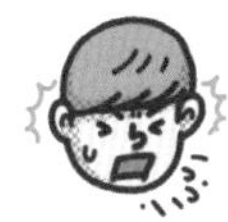

外淋巴液由內耳漏到中耳導致內耳開洞，引發聽覺或平衡感障礙。

○與腦部相關的疾病範例

暫時性腦貧血發作

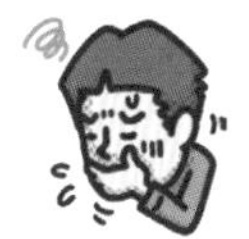

沒有原因突然發生嚴重暈眩。有可能是腦血管問題的前兆。

腦梗塞、腦出血等

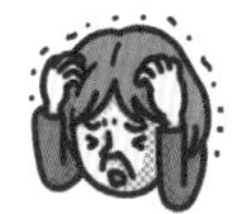

大多是高血壓患者，通常是搖晃感的暈眩。血流停滯，會發展為重大疾病。

惡性陣發性姿勢性眩暈

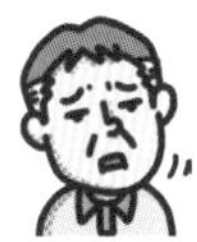

此為中樞神經的問題，頭部在一定位置就發生暈眩、作嘔感、頭痛。

放著不管很可能會引發生命危險

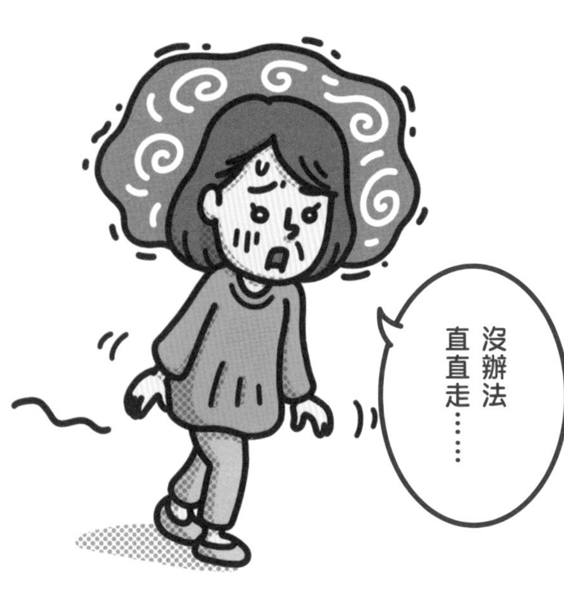

除了疾病嚴重惡化以外也會引發運動障礙及精神不安

暈眩背後可能隱藏著腦部或心臟疾病這點確實非常嚴重，但就算疾病本身沒有惡化，只要平衡感異常就可能出現無法直直走路、沒辦法久站等**運動障礙**。另外，如果**一直想著「可能會發生暈眩」也會導致精神不安**，進而發展成憂鬱症等精神疾病。若是沒有採取適當處置，身體就會遭到侵蝕。

暈眩分為急性期與慢性期

暈眩何時發生、是否反覆，
會由於背景因素或背後疾病的種類、病情發展狀態而有所不同。

疾病為急性期的暈眩

內耳疾病或腦部疾病的急性狀態，會有眼球震顫（眼球的挪動或晃動）症狀。大多是覺得天旋地轉、眼睛打轉的暈眩（迴轉性暈眩）。

疾病為慢性期的暈眩

如果大腦本身發生問題，那麼除了眼球震顫會殘留以外，其他症狀會慢慢消失。另外天旋地轉的暈眩在慢性病中也會轉變成其他種類的暈眩。

※ 大致上來說急性期是幾天內發生的事情；慢性期則是持續一個月以上。
若介於兩者之間也可稱為「亞急性期」。

○ 不治療就可能會發生的負面循環

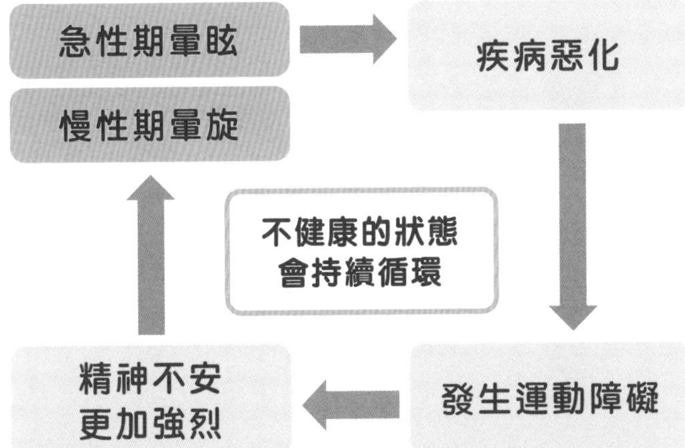

過於無謂的態度和知識不足會招致生命危機，讓身心痛苦！

感覺不同的暈眩症狀種類

暈眩種類不同特徵

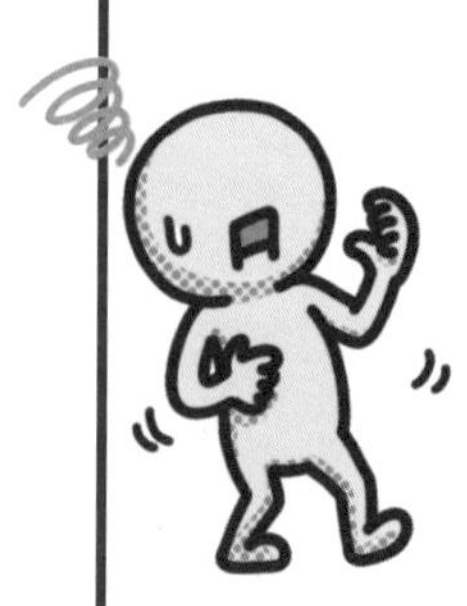

迴轉性暈眩

就連安靜待著的時候都覺得自己或者周圍在轉圈圈那種感覺。除了梅尼爾氏症、突發性重聽、前庭神經炎等內耳問題以外，腦部問題也經常出現這種症狀。如果病變偏向腦部右邊或左邊，旋轉的方向會不一樣；若疾病在腦部中心，就可能出現往上或者往下流動的暈眩。若是改變姿勢時引發的迴轉性暈眩，那就很難判斷是否為疾病。

疾病發展狀況會造成暈眩症狀相異

暈眩有天旋地轉的「迴轉性」、輕飄飄的「浮動性」或猛然一震的「動搖性」，另外還有喪失意識的「眼前發黑」或「昏厥」、「暫時性又或反覆性震動視幻覺」。這個分類**雖然能夠幫助判斷疾病是急性期或者已經轉為慢性期，以及找出背景因素，但是沒有辦法藉此找出病名。**最重要的就是找到背景因素。

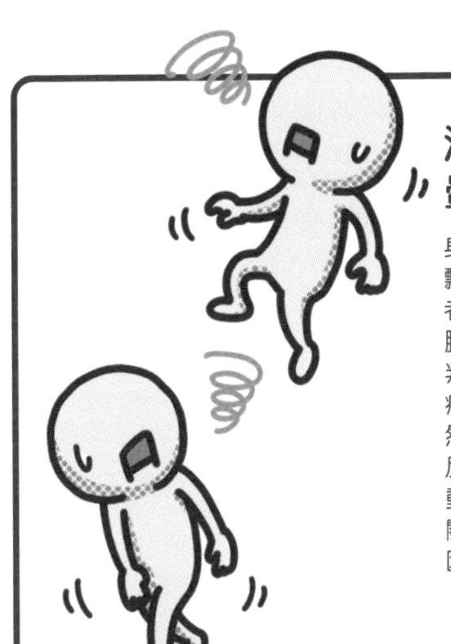

浮動性（動搖性）暈眩

身體輕飄飄、腳步不穩，感覺好像會飄起來。兩側的耳石器官發生問題或者內耳功能失效的時候、又或前庭小腦出現問題等會發生此症狀，但無法判別是耳朵還是腦部疾病。另外無論病況如何，都很有可能會橫跨左右腦然後侵蝕中樞神經而慢性化。有時候反覆發生迴轉性暈眩後會慢慢變成浮動性暈眩，也很有可能與精神疾病相關。有時候會覺得身體搖搖晃晃的，因此也會稱為「動搖性暈眩」。

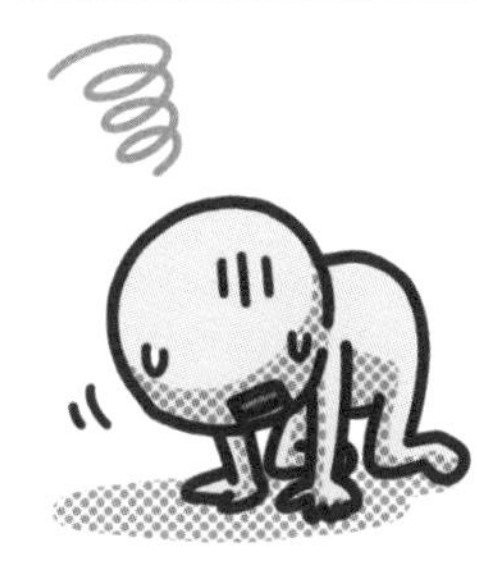

眼前發黑／昏厥

眼前突然一片黑暗的暈眩。有可能是忽然站起來之類的動作引發，也可能是自發性。除了貧血等代謝性疾病或血液循環障礙等，也可能是心臟疾病引發的症狀。所以千萬不要小看短暫的起身暈眩。另外如果經常伴隨暫時性（一分鐘以內）失去意識或者昏厥的話，就要懷疑可能是心律不整或癲癇等疾病。

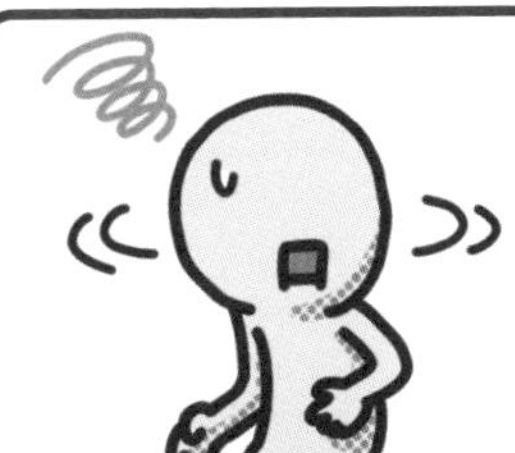

暫時性又或反覆性震動視幻覺

覺得東西看起來在搖動，便稱為震動視幻覺，包含在廣義的暈眩當中。大多數情況很可能是腦部、心臟疾病或者循環器官的疾病。

發作時期會因人而異

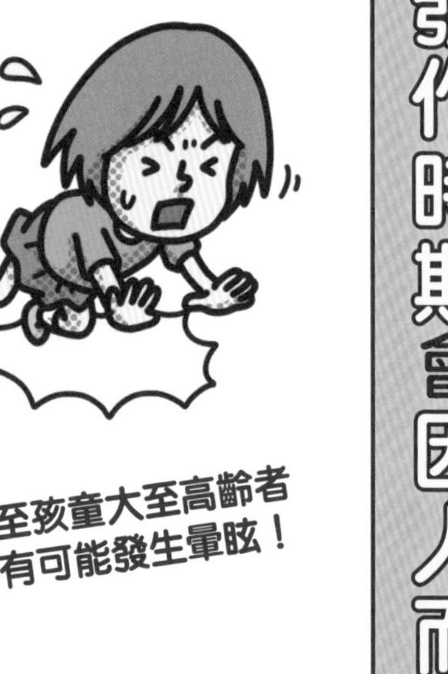

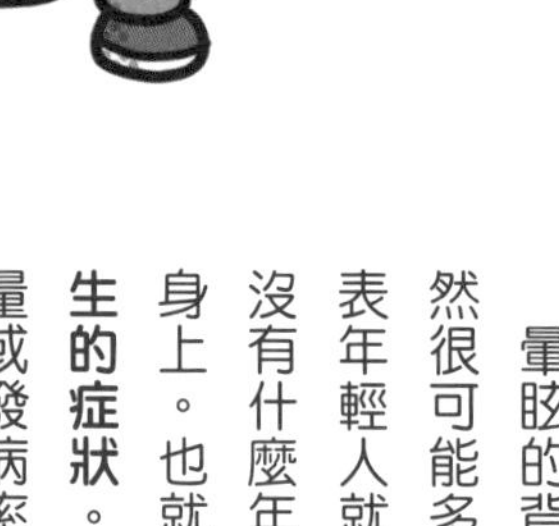

暈眩與年齡無關 所有人都會發生

暈眩的背景因素和疾病五花八門。高齡者當然很可能多為腦部或心臟疾病，不過這並不代表年輕人就不會發病。另外內耳疾病的發生也沒有什麼年齡差異，這類疾病也會出現在孩童身上。也就是說，**暈眩可以說是任何人都會發生的症狀**。雖然年齡可能會影響疾病的發病數量或發病率，不過那也僅僅是一種傾向。

不同年齡層的暈眩原因和疾病傾向

每個人都有可能發生暈眩，
但不同年齡層的背景因素和疾病還是有不同傾向。
這也只是個大概範圍。

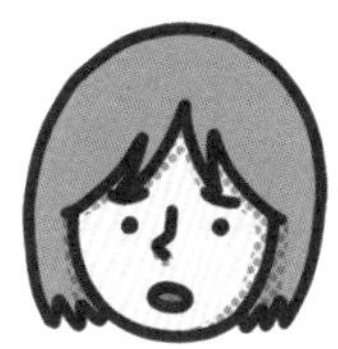

孩童（幼兒～小學生）多為身體表現症狀

事實上乳幼兒期的孩童也很難自己說出症狀。學齡兒童或進入青春期以後，比較容易發生起身性循環調節不全（腦貧血）、顳顎關節障礙或者心理性的症狀等，表現在身體上就是容易引發暈眩。比較不太可能是孩童的惡性腦腫瘤，另外不滿 15 歲的話梅尼爾氏症的情況則是相當稀少。

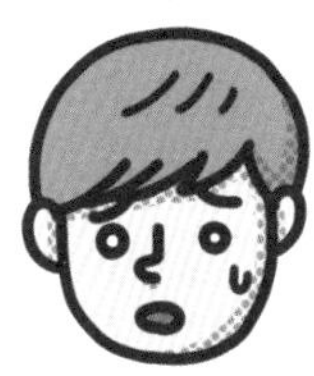

中學生～40 來歲 血液循環不良造成的症狀增加

生活習慣紊亂、壓力過大、低血壓、過敏體質等引發的症狀都會確實出現。經常伴隨頭痛狀況。共通的就是血液循環不良造成的問題。除了容易發生梅尼爾氏症等內耳疾病以外，也可能是自律神經無法好好工作、引發腦部疾病等。

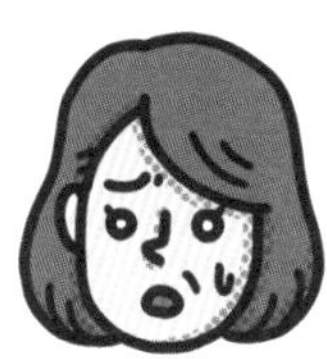

隨著老化，背景因素也多了生活習慣病

由於疲勞及壓力而使生活習慣紊亂，導致代謝症候群、高血壓、精神疾病等疾病發作，提高血液循環障礙風險。很可能內耳及腦部兩者都出現異常，如果是腦部疾病則重症化的案例也較多。

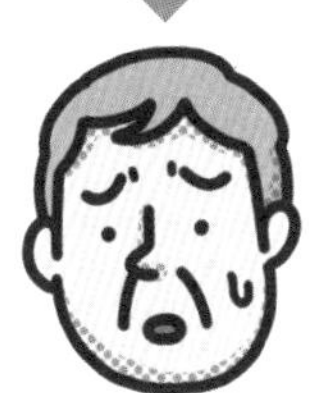

成為高齡者以後 身體機能下降而容易發生各種問題

包含肌肉、骨骼、內臟在內，各種身體器官的機能都開始下降。尤其是心臟功效下降以後會造成循環不全，同時也會導致身體器官發生各種問題。暈眩容易慢性化，疾病惡化的可能性非常高。

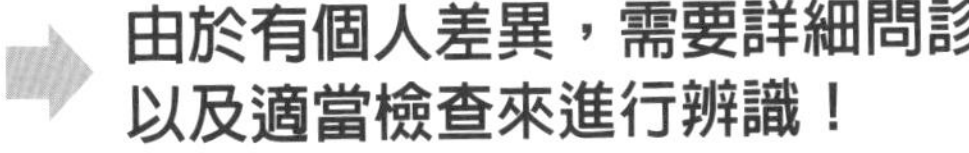

由於有個人差異，需要詳細問診以及適當檢查來進行辨識！

或許自己也是？覺得有可能就馬上檢查

暈眩狀況檢查

暈眩是否對日常生活
造成某種程度的障礙，要先有自覺。

以下問題若回答「是」為4分；
「有時候」為2分；
「不」則為0分。

1 抬頭的時候，暈眩會惡化嗎？ □分

2 會因為暈眩而感到壓力嗎？ □分

3 會由於暈眩而在遠行或旅行等出遠門的時候受到限制嗎？ □分

4 在超級市場等貨架之間走動的時候，暈眩會變強烈嗎？ □分

5 會因為暈眩而導致你在睡覺時有睡睡醒醒之類的問題嗎？ □分

6 是否曾因為暈眩過於嚴重導致看電影、外食、參加活動等受到限制？ □分

7 是否因為暈眩問題而導致讀書產生困難？ □分

8 在進行運動、跳舞、打掃或者是收拾餐具等家事動作時，是否會導致暈眩感變強烈？ □分

9 是否因為暈眩而害怕獨自外出？ □分

10 會因為暈眩問題而討厭出現在眾人面前嗎？ □分

11 如果快速擺動頭部，暈眩感就會變強烈嗎？ □分

12 會因為暈眩問題而盡量不去比較高的地方嗎？ □分

13 睡覺翻身的時候，暈眩感會變得更強烈嗎？ □分

14 因為暈眩而很難做比較劇烈的家事或者庭院打掃等工作嗎？ □分

15 會擔心起因為暈眩而造成別人「是不是都覺得我喝醉了」呢？ □分

16 因為暈眩而沒辦法自己一個人去散步嗎？ □分

17 走在路上的時候暈眩會增強嗎？ □分

18 因為暈眩而沒辦法集中精神？ □分

19 由於暈眩而無法在夜晚天黑的時候在家附近走走？ □分

20 因為暈眩而覺得自己一個人在家很恐怖？ □分

21 是否由於暈眩而覺得「自己有身體問題」？ □分

22 暈眩是否造成自己與家人或朋友的關係產生壓力？ □分

23 曾經因為暈眩而心情消沉嗎？ □分

24 是否因為暈眩而覺得對工作或家事的責任感受到損害？ □分

25 彎曲身體的時候是否暈眩感會增強？ □分

合計分數 □分

結果瀏覽後續

後續 1 只要問題中有一個屬於正分，那就應該要找出暈眩的因素。

後續 2 分數越高表示對於日常生活造成的影響越嚴重，必須早點就醫。

後續 3 在經過一段時間的診斷、治療、改善生活習慣後，請重新檢查這張檢查表，確認分數的變化。

➡ 如果分數沒有下降、或甚至上升的話，就必須要重新探詢發生暈眩的因素。

這張檢查表也會有效活用在診斷上。除了對檢查和治療有所幫助以外，也能夠用來確認治療是否有效。還請理解並非「分數低就沒問題」這點。

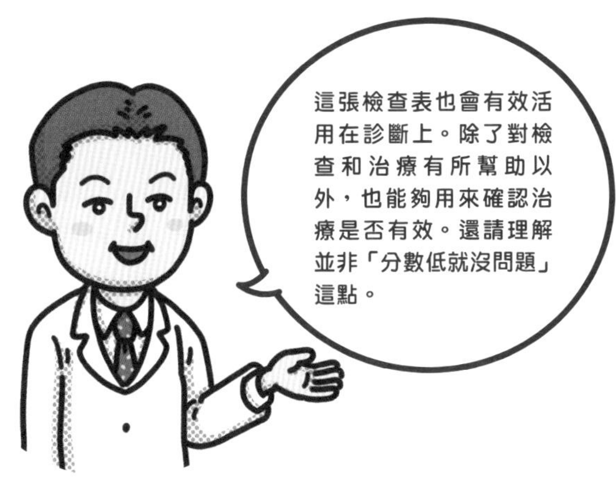

活用日本國家實施的壓力檢查制度等，確認壓力狀況也非常有效！

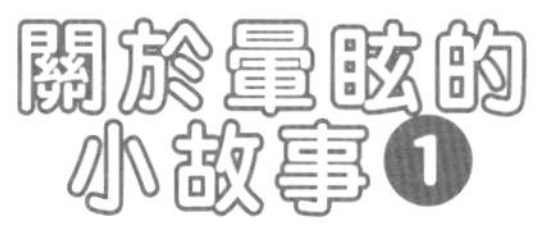

梵谷是
梅尼爾氏症!?

1861 年法國的醫師普羅斯珀・梅尼爾發表「暈眩也會因內耳問題發生」。先前大家都認為會反覆發生的暈眩，肯定是「腦部發生異常造成的」，因此這一發現讓世界對於暈眩的醫學大有進展。

知名畫家梵谷受到劇烈迴轉性暈眩及強烈作嘔感、左耳耳鳴及重聽等問題大感苦惱，先前大家一直認為他應該是有癲癇或者是精神性疾病。梵谷還有件事情相當有名，就是自己把耳鳴的左耳給割掉。進了精神病院的梵谷，最後用手槍自殺離世。

之後過了許多許多年，1979 年耳鼻喉科醫師安田宏一博士發表了推論認為「梵谷其實是苦於梅尼爾氏症」，因而受到大家矚目。實際上在梵谷的作品當中，確實有表現出水平及迴轉混合性暈眩的創作。

今日的醫學已經能夠找出暈眩的因素並且採用適當的治療，讓人可以克服暈眩。而這樣的醫學發展，正是先前苦於暈眩之人的病例，以及那些試圖治療的人們的功績。

而更重要的是我們必須對於暈眩有正確的知識和意識到暈眩的存在。

第 1 章

了解暈眩真面目

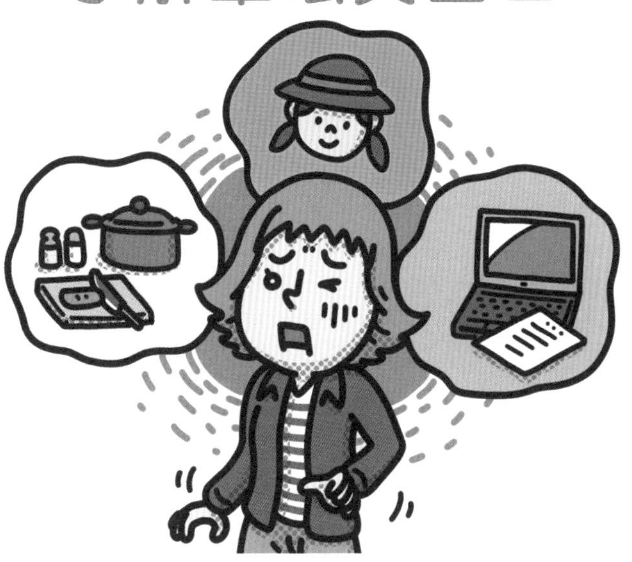

最糟糕的就是小看暈眩、或者放置不管。身體機能可能已經發生問題，甚至是潛藏著重大疾病。加深對於暈眩的認知，是克服暈眩的第一步。

特徵

醫學知識①

為何會發生？了解暈眩機制

掌握資訊的腦部狀態

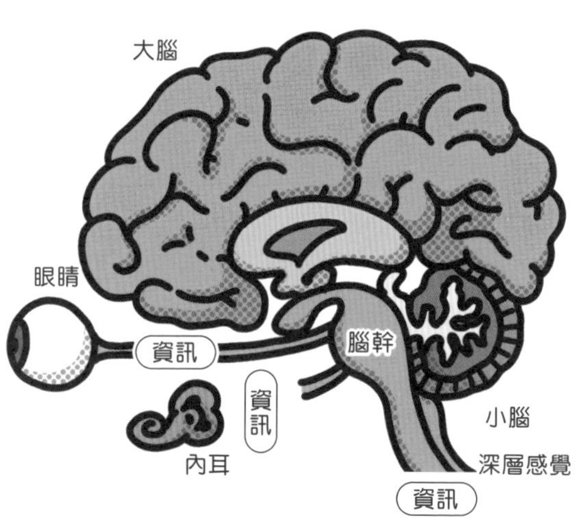

腦中情報混亂以致於發生平衡障礙

我們能夠經常性維持平衡，是因為身體有所謂的平衡感。平衡機能從胎兒時期就已經開始建構，在24週左右的時候，據說內耳就已經完成了。內耳是比外耳↓中耳更內側的器官，與負責聽力的耳蝸、作為平衡工具的耳石器官及三半規管構成。耳石器官與三半規管有著迷宮般的複雜形狀，兩者合稱為「前庭系統」。

而人在出生後，頸子可以轉動、兩手能支撐身體、可以坐下或翻身、爬行、步行等等這類

各器官、小腦及腦幹、大腦合作發揮平衡機能

○某處有異常就會造成混亂

眼、耳、感覺器官

某個器官把錯誤的資訊傳到小腦、腦幹。

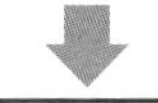

小腦、腦幹

無法處理、整理資訊，仍然傳給大腦。

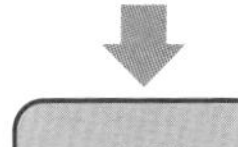

大腦

感到混亂，因此下達了對身體來說不正確的指令，引發暈眩。

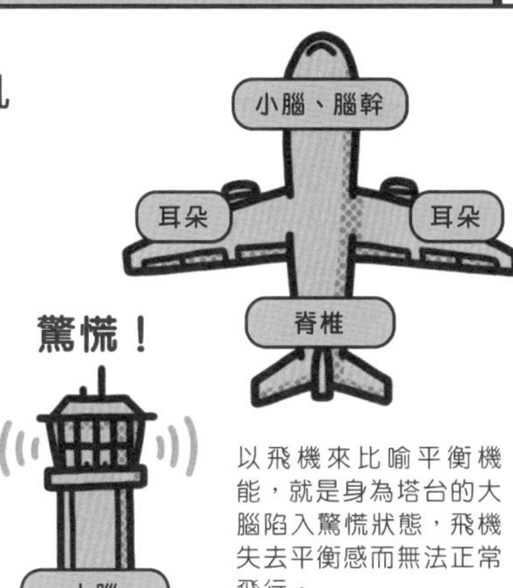

以飛機來比喻平衡機能，就是身為塔台的大腦陷入驚慌狀態，飛機失去平衡感而無法正常飛行。

運動機能開始發達以後，就會經常性去感受自己與周遭的關係，藉此保持穩定的姿態與動作。這就稱為「空間感知」。

能夠維持平衡感，是由於內耳的前庭系統、眼睛、肌肉與關節的感覺器官會將有秩序的情報送到腦部。然而**若平衡器官內耳、用來確認位置的眼睛、配合狀況來運作的肌肉及關節等路線，如果傳達了錯誤的情報，那麼小腦及腦幹就無法判斷狀況，因而造成大腦混亂。**

這個系統產生混亂的狀態下，會發生的就是暈眩。

特徵

醫學知識②

了解負責平衡感工作的耳朵構造

耳部結構

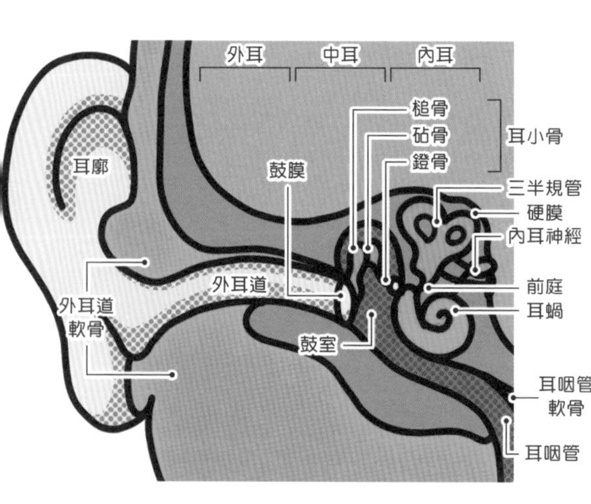

耳石器官與三半規管好好工作才能保持平衡

面對重力的時候讓我們能夠保持並且調整身體平衡和姿勢的，就是平衡感。負責這個工作的是位於內耳的耳石器官加上三半規管合起來的前庭系統。**這裡收集到的情報會經過前庭神經送往小腦與腦幹，傳到大腦、脊椎，使身體各部位的肌肉收縮來保持平衡。**

耳石器官是感受身體傾斜以及直線運動的器官。裡面那層膜的表面上有大量耳石（細小的碳酸鈣結晶）。若是耳石承受重力，遍布在膜內側

內耳結構

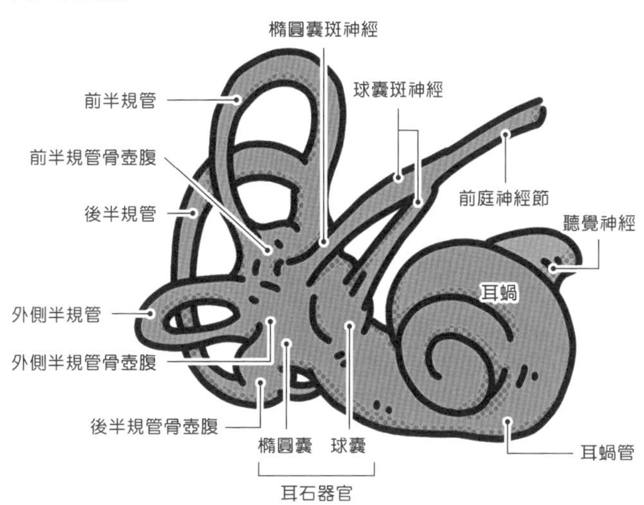

的感覺細胞就會察覺這個情報。耳石器官內的兩個膜經常性保持直角，無論身體轉成什麼姿勢，都能夠瞬間掌握水平、垂直加速度及位置感覺。

三半規管是感受身體旋轉運動的器官。是由各自直角交錯的三個半圓形管構成，前半規管和後半規管可以感受上下垂直方向的旋轉運動；外側半規管則感受左右水平方向的旋轉運動。每個半規管都有一邊膨脹，感覺細胞可以察知頭部以什麼樣的速度往哪個方向移動的情報。

我們靠這個精密的結構可以維持平衡感，但**若其中某處發生問題，就會引發暈眩**。

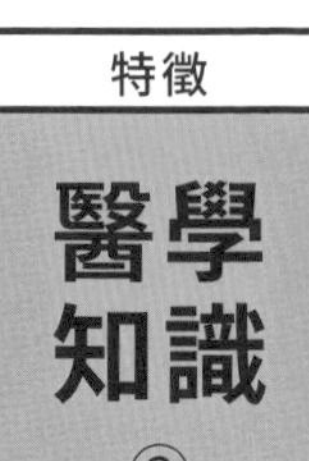

暈眩的因素在於腦？耳？難以確定隱藏在後的疾病

光靠暈眩的症狀，
無法辨別疾病種類！

精細問診是為了進行正確檢查

內耳異常造成暈眩的時候，由於平衡機能也會顯著下降，因此特徵就是症狀劇烈。另外，小腦或腦幹的血流障礙也會引發劇烈迴轉性暈眩。另一方面，若是有腫瘤等病變則由於惡化情況較為緩慢，所以暈眩通常也比較輕微，要找到引發暈眩的原因真面目（背景因素）非常困難。因此**精細問診以及適當檢查是不可或缺的**。

暈眩分類及特徵

雖然光靠暈眩種類沒辦法辨識疾病，
不過可以作為推測可能發生問題場所的依據。

自發性	迴轉性	通常是內耳（前庭系統）的問題
	浮動性（動搖性）	通常是內耳（前庭系統）、小腦或腦幹問題
	眼前發黑	通常是循環問題
	昏厥	通常是心律不整、癲癇、頸動脈竇症候群

誘發性	姿勢性（頭部移動）	良性	通常是以耳石器官為主的內耳問題
		中樞性	通常是和整個小腦有關的問題
		惡性	通常是以前庭小腦為主的問題
	頭部扭轉性	大多是血液循環問題	
	眼前發黑	大多是內耳（前庭系統）問題的慢性期、循環問題	
	動搖現象 ※	通常是兩側內耳、前庭小腦的問題	

※ 無論是走動或躺下來，身體都覺得輕飄飄的暈眩。
內耳或前庭神經等左右兩邊功能完全喪失的時候會發生。

暫時性、自發性、反覆性震動視幻覺	通常是心血管疾病

特徵

醫學知識 ④

暈眩頻率和時間、一起出現的症狀

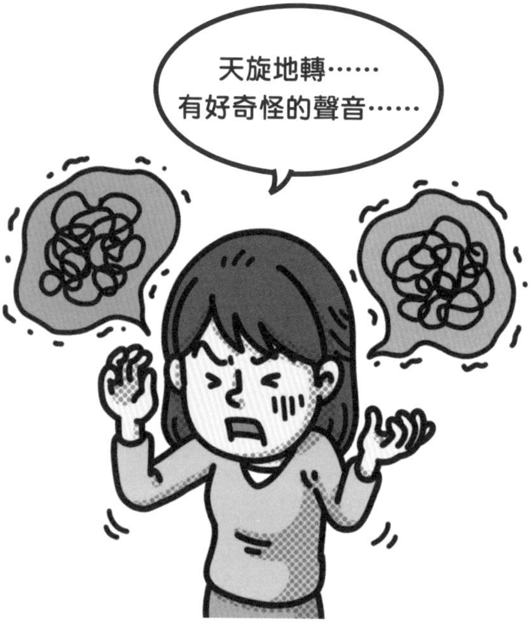

期間為短時間到一星期 可能伴隨耳鳴或重聽

由於內耳問題引發的暈眩，症狀大多會在幾分鐘或幾小時內就減輕，但是伴隨暈眩發生的突發性重聽或前庭神經炎、內耳炎等有時候會持續一星期。若是腦部問題引發的暈眩，病症也會有所改變。疲勞或睡眠不足造成的暈眩大多是一下就過去了，但若**過一段時間又反覆發生、頻繁暈眩的話，就很有可能是耳朵或腦部的某處發生了什麼問題。**

另外，**若是內耳發生問題的話，大多都會同**

與暈眩併發的耳鳴和重聽是？

耳鳴

明明沒有來自外界的正常聲音刺激，耳中或者腦袋裡卻感受到聲音。有可能是叮——、嗶——的高音；或者是噗——、轟——等低音；甚至可能是叮叮叮或沙沙沙這類震動性聲音。大多數是和其他症狀一起出現的輕微症狀，但若耳鳴是主要症狀的話，經常會因為睡眠障礙而導致精神衰弱等痛苦情況。

重聽

難以聽見說話聲音或者東西發出的聲響。也有些病例是聽不到高音域或低音域，又或者是無法聽見某個特定音域。重聽區分為兩種，分別是外耳或中耳等傳達聲音部位發生病變的「傳音性重聽」；以及內耳、耳蝸神經或中樞神經等感受聲音的部位發生病變造成的「感音性重聽」。當中會與暈眩併發的是感音性重聽。

大多與暈眩一起發生。

時出現耳鳴和重聽。這是由於負責聽覺的耳蝸是由細小的管子與隔壁的前庭系統相連，非常容易受到影響。另外，腦部也聚集了許多神經，所以端看發生問題的位置，也有可能會同時併發耳鳴或重聽。

症狀出現的方式也是五花八門。比方說梅尼爾氏症容易與暈眩一同出現；但是拉莫爾葉茲症候群則是依照耳鳴↓重聽↓暈眩的順序，症狀會交替不斷出現。另外有時候也會出現作嘔感、嘔吐、頭痛、冒冷汗等症狀，如果和腦部相關的話，也可能會出現昏睡、呼吸障礙、手腳麻痺等。

類型

耳部疾病①

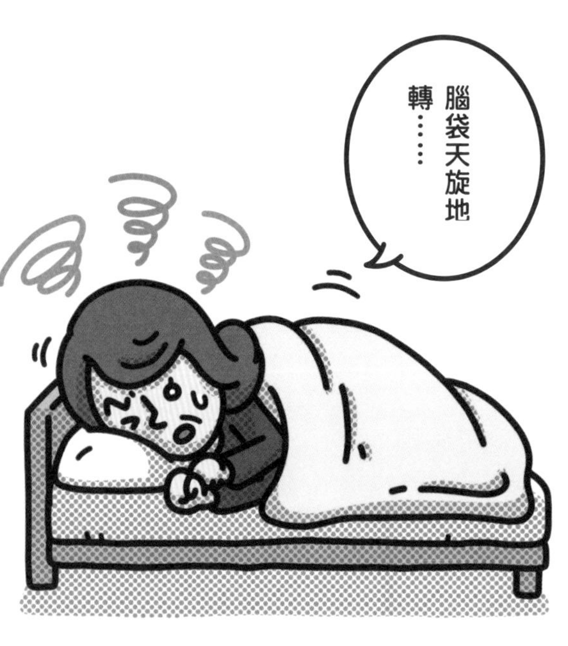

改變姿勢就會劇烈暈眩的良性陣發性姿勢性眩暈

原因是內耳的耳石器官問題
重複相同的姿勢，暈眩就會消失

綁鞋帶、仰躺、回頭等等，**頭傾向某個方向或者擺出特定姿勢的時候，就可能突然發生迴轉性暈眩以及眼球震顫**。什麼樣的姿勢完全因人而異。陣發性姿勢暈眩有三種，內耳中**尤其是病巢只在耳石器官的稱為「良性」。另外兩種是「惡性」以及「中樞性（假性良性）」，病巢都出現在小腦，而當中非常難以減輕症狀的就是「惡性」**。這並非癌症的意思。這兩種因為症狀與「良性」極為相似，所以很容易誤診、

會出現這些症狀！

時機	改變頭部或身體位置時。
症狀①	劇烈的迴轉性暈眩。恢復原先姿勢就會緩和。維持同一姿勢 30 秒左右也會減輕症狀。
症狀②	發生眼球震顫。
其他特徵	反覆做出相同頭部或身體姿勢，暈眩和眼球震顫就會慢慢消失。不會有耳鳴和重聽。

非常麻煩。

良性陣發性姿勢性眩暈的**特徵是，只要恢復原來的姿勢，暈眩和眼球震顫就會消失**。就算沒有把姿勢換回來，維持該姿勢30秒左右也會平靜下來。另外，如果重複做出造成暈眩的姿勢，症狀也會慢慢消失（這稱為「衰減現象」）。

這是常見度與梅尼爾氏症並列，由於內耳問題引發的暈眩疾病，但並**不會像梅尼爾氏症那樣出現耳鳴或重聽**。

發生暈眩的時候，最重要的就是恢復到原先的位置、然後維持不要動。治療方式以藥物治療及復健治療為主。

引發暈眩的機制

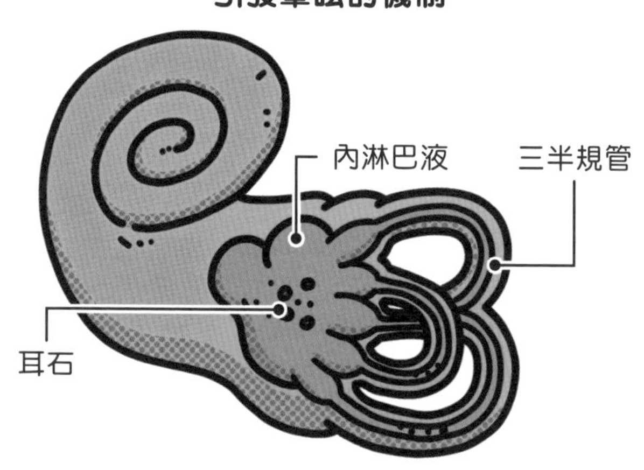

耳石器官發生問題，耳石在內淋巴液當中載浮載沉，以至於引發喪失平衡機能的暈眩。

耳石在淋巴液中浮沉與低血壓、過敏體質相關

具備平衡機能的耳石器官發生異常，就會引發暈眩。

耳石器官由橢圓形的橢圓囊與球形的球囊構成，內部各自充滿淋巴液。耳石膜有兩個，各自經常性保持直角相對，無論採取何種姿勢，都能夠瞬間察覺加諸在耳石上的重力變化，因此能夠明白水平及垂直的加速度運動及位置感覺。這兩者絕妙的合作支撐著身體平衡。

然而若此處發生問題，**耳石脫離後在淋巴液中飄盪，就會引發喪失平衡感的暈眩**內耳發生問題只會在單側。發生問題的那邊內耳由於感受性提高，所以頭部傾斜就會送出電荷過大的訊號，這就是造成暈眩的機制。

耳石器官發生問題的因素及誘發因素

因素	低血壓或過敏體質	這可以說是一種成人性疾病，先前沒有暈眩過的人也必須多加注意。
誘因①	爆炸性聲響或重擊頭部的震撼	由於內耳受到衝擊導致耳石器官無法維持在正常位置，使耳石漂到淋巴液裡面。
誘因②	抗生物質等藥物	也可能是有機溶劑或染髮劑等造成。
誘因③	中耳炎等影響	也有些病例是慢性中耳炎的後遺症。

發生問題的原因五花八門，而發生這種暈眩的人，**幾乎都有低血壓或者是過敏體質**。另外，也可能是因為爆炸性聲響、重擊頭部的震撼，或者抗生物質等藥物、以及慢性中耳炎影響引發此類暈眩。

也就是說，就算是過著健康的生活、或者與老化無關，還是有可能會發生此疾病。因為很容易就能減輕症狀，所以大家會覺得這個疾病沒什麼好擔心，但要防止復發還是需要去除發病因素。

類型

耳部疾病②

反覆出現迴轉性暈眩及耳鳴、重聽的梅尼爾氏症

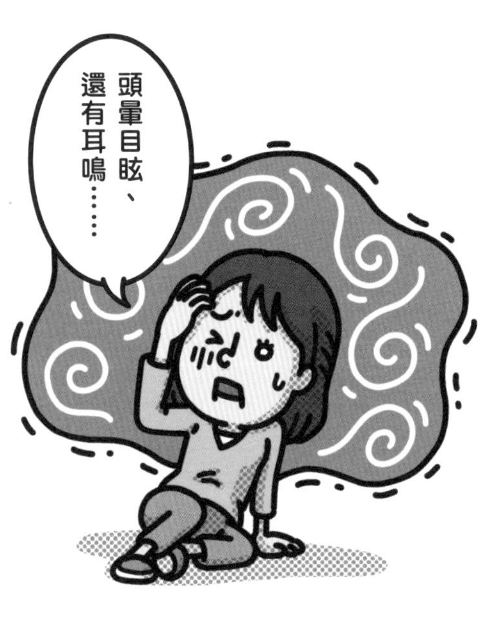

除了迴轉性暈眩以外同時發生耳鳴與重聽

一般來說大家認為梅尼爾氏症是暈眩中最具代表性的一種，不過這是大家有很多誤解的疾病。在1861年的時候由法國醫師普羅斯珀．梅尼爾在醫學界中推廣「暈眩是由於內耳造成的」，這件事情非常偉大。不過當時認為原因是「內耳出血」，現在則是指**代謝性（水腫）的內耳疾病**。

症狀的特徵是**迴轉性暈眩伴隨著耳鳴、重聽（只有單耳）突然出現**。有可能劇烈到甚至無法

會出現這種症狀！

時機	突然發生。
症狀①	迴轉性暈眩會持續幾個小時。有時候要完全平靜下來可能需要好幾個小時。
症狀②	會併發單邊的耳鳴或重聽。也會出現作嘔感、嘔吐、冒冷汗、臉色蒼白等症狀。
其他特徵	發作次數、復發的時間有個人差異。反覆發生之後暈眩會稍微減輕，平衡感和聽覺功能會開始下降。

站著，也可能非常輕微，種類繁多。劇烈的時候就連自律神經都會產生混亂，也會發生作嘔感、嘔吐、臉色蒼白、冒冷汗、頭部沉重等症狀。

暈眩大概**幾小時之後會平靜下來**。另外，有時候只會發作一次就結束，但是**大部分都會反覆發生**。復發的時間和身體狀況有關，可能是幾天、幾星期、幾個月甚至幾年，個人差異相當大，這點也是此疾病的特徵。

另外，也有些案例是耳蝸發生問題但是前庭系統卻正常，這種狀態就不會發生暈眩。這被稱為**前庭梅尼爾氏症**，與一般的梅尼爾氏症不同。

引發暈眩的機制

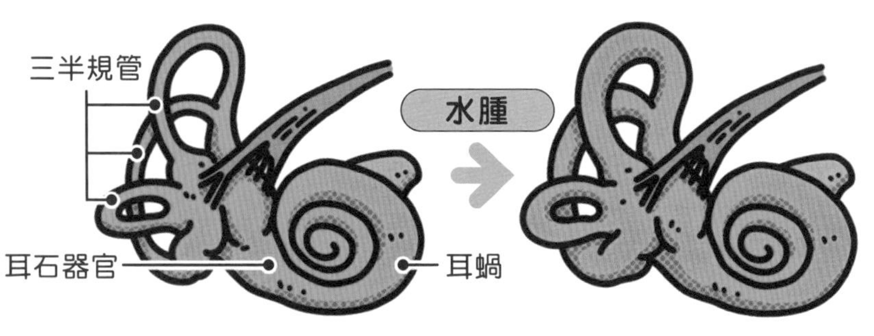

內耳的內淋巴水腫，對耳石器官、三半規管和耳蝸產生影響，引發暈眩、耳鳴、重聽。

壓迫平衡感及聽覺器官
背景因素為壓力等五花八門

梅尼爾氏症是**內耳的內淋巴水腫的狀態**。這會影響耳石器官及三半規管，導致人體失去平衡感覺而引發暈眩。另外耳蝸也會受到影響，因此**單邊耳朵會發生耳鳴及重聽的現象**。

容易發生水腫的時間是初春或初秋等季節變化的時候，尤其是**低氣壓或梅雨接近等天候不穩定的早晨**。女性也有在月經期前後容易發作的傾向。另外，對患者進行詳細問診後，發現**大多數人都壓力很大。另外還有過敏、低血壓等體質傾向**。

也就是說，背景因素有外在以及內在兩方面，會引發自律神經或內分泌系統失調，可能也會因此影響內耳。

造成內耳水腫的背景因素

外在因素	季節、天氣、月經、生活壓力	初春或初秋等不穩定的天候。女性也可能與月經有關。另外還有日常生活中壓力過大也有可能。
內在因素	過敏、低血壓	和體質有關。除此之外還有渾身無力體質。
其他因素	先天性問題、血液循環不良、其他疾病、藥物	可能是內臟或器官疾病、血液循環不良引發的問題、藥物副作用、先天性問題等。

在這樣條件齊全的狀態下，又發生了某種刺激，就會引發內耳水腫。

除此之外，也有可能是血液循環不良引發的問題、內臟疾病、慢性中耳炎的影響、氣管或牙齒疾病、藥物副作用等透過神經造成的影響。

在這些條件齊全的狀態下，如果給予某種刺激，就會引發內耳水腫。由於誘因實在五花八門，所以很容易造成梅尼爾氏症遭到誤解。找出背景因素並且進行適當治療，才能夠阻止疾病復發。

就算發作減緩，病變也沒有完全消失！

暈眩	逐漸消失，感覺神清氣爽。幾乎都會復發。
平衡感	每次發作都會引發內耳問題、喪失平衡機能，會有後遺症。
聽覺	每次發作都會引發內耳問題、喪失聽覺機能，會有後遺症。

因為是內耳的問題就放著不管的話，問題會變得非常嚴重！

放著不管，平衡感和聽覺就會每下愈況

常聽人會說「又不會死，沒關係吧」。我想這應該是發作後已經恢復而感覺神清氣爽的病人的心情吧。然而如前所述，暈眩不知何時會復發。如果復發的話就會想著「下次什麼時候又會發作啊」而使不安感變強，甚至有可能引發精神性疾病。

更重要而必須多加小心的是，一旦狀況惡化，**就算暈眩發作情況抑制下來，內耳的疾病也沒有完全消失**。

反覆發作的話大腦會試圖彌補內耳的功能而使症狀減輕，然而**平衡感和聽覺功能卻會下降**。也就是說如果放著不管，很可能會造成相當嚴重的情況。

從前認為是腦部發生問題！

殘留在醫療現場的梅尼爾詛咒

1861 年梅尼爾發表其論點之前，基本上大家都認為暈眩是腦部發生問題造成的。在他之後雖然大家都知道內耳也會引發暈眩問題了，不過他發表的內容是內耳出血造成的疾病，與現在的梅尼爾氏症完全不同。也是因為這樣的歷史背景，所以現在的醫療現場仍然存在許多誤解。簡單說起來就是暈眩由於被歸類到耳鼻喉科的領域，就算因素是梅尼爾氏症以外的因素，也很容易變成無法對該因素進行適當處置的情況。

另外，在醫療相關人員中也有些人認為「梅尼爾氏症是相當難以治癒的疾病」，甚至也有病例是發作1～2次就進行手術的。**治療方式有藥物治療或者將類固醇等藥劑注入內耳局部的處置（112頁），真正必須進行手數的案例其實不多**。梅尼爾氏症真的是「容易被誤解的疾病」，這個詛咒到現在還殘留在醫療現場。

要從暈眩判斷出特定的病名是非常困難的。有時候會從某個疾病轉變成其他疾病。也因為如此，找出背景因素才更為重要。

類型

耳部疾病③

耳鳴↓重聽↓暈眩依序出現的拉莫爾葉茲症候群

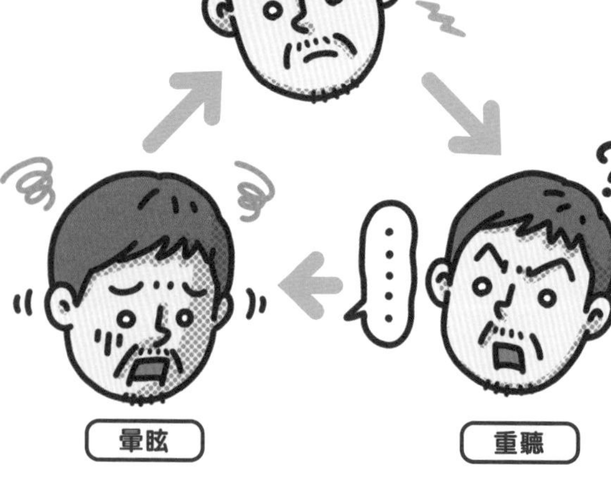

容易與梅尼爾氏症混淆 內耳各器官感受性下降

由於會有耳鳴、重聽、暈眩症狀，因此很容易與梅尼爾氏症搞混的，就是拉莫爾葉茲症候群。

相對於梅尼爾氏症的病人身上，這三種症狀會一起出現，拉莫爾葉茲症候群會**先發生耳鳴與重聽，等到覺得重聽好像已成定局的時候，就會出現劇烈的暈眩**。幾個小時候暈眩會停下來，聽覺也會恢復。

這個疾病的是比利時的拉莫爾葉茲在

會有這種症狀！

時機　耳鳴、重聽之後突然出現暈眩。

症狀　劇烈的迴轉性暈眩持續幾十分鐘～幾小時。有時候完全平復可能要幾天。

①耳鳴
②重聽
③暈眩

三個症狀會交替出現，內耳的血液循環變差，聽覺和平衡感都會下降。

1919年發現的。之後一直到目前為止，症狀的背景因素都還是眾說紛紜。當中暈眩、耳鳴、重聽的出現方式，應該是因為內耳動脈的循環不良、加上內耳各器官的受傷程度，以及根本上的感受性差異造成的不同。

實際上差異到底在哪裡，說起來就是會依照「耳鳴↓重聽↓暈眩」這個順序出現，是因為負責聽覺工作的耳蝸最容易受傷，因此在內耳血液循環變差時就會馬上發生問題，所以耳鳴和重聽會早於暈眩先發生。接著**耳石器官、外側半規管、前半規管、後半規管的感受性依序下降，平衡感開始紊亂後就會發生暈眩。**

類型

耳部疾病④

短時間單邊發生嚴重耳鳴與重聽，伴隨暈眩的突發性重聽

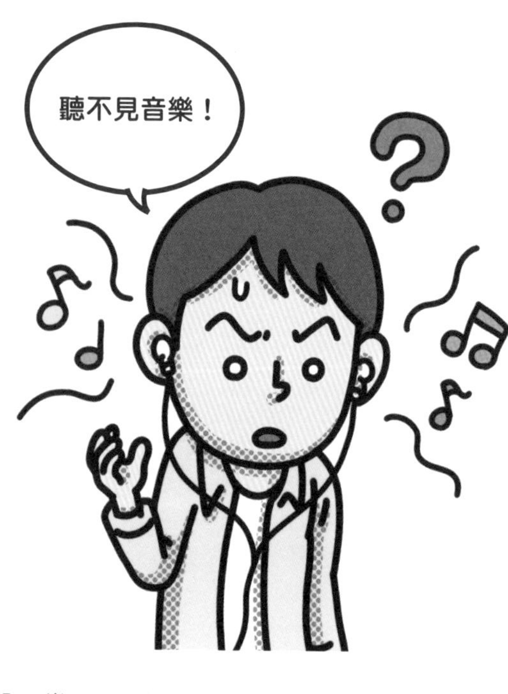

只會發作一次，由於嚴重重聽造成暈眩一起發作

沒有任何前兆、忽然就聽不太到東西，就是突發性重聽。只發作一次就在短時間內引起嚴重的感音重聽。據說2星期內沒有進行適當治療的話，很可能無法恢復。

因素是藥物中毒、內耳出血、內耳動脈血栓或梗塞、聽覺神經腫瘤等，另外還有內耳梅毒（因梅毒造成聽覺問題及平衡機能問題）等，種類相當繁多。內耳是由腦部的基底動脈分歧出來的內耳動脈支撐，如果這裡堵塞，內耳就會發生

會出現這種症狀！

時機	若是由於前下小腦動脈栓塞造成，就會在耳鳴、重聽之後發生暈眩。
症狀	若出現暈眩情況，會是浮動性→迴轉性、迴轉性→浮動性這樣的變動。
其他特徵	耳鳴和重聽非常頑固、很難平復。2 星期內若沒有接受適當治療，聽覺會無法完全恢復。
背景因素	內耳動脈堵塞的狀態下，發生藥物中毒、內耳出血、內耳動脈血栓或栓塞、聽覺神經腫瘤等，也會因為內耳梅毒發作。

問題。血液供應斷絕之後，耳蝸、耳石器官和三半規管就會缺氧。

這種**突發性重聽伴隨暈眩症狀的時候，表示內耳動脈堵塞的原因是前下小腦動脈栓塞**，會依序出現耳鳴↓重聽↓暈眩的症狀。有時候**會發生覺得輕飄飄的浮動性暈眩，之後慢慢轉變成轉圈圈感的迴轉性暈眩**。另外**如果血流又通了，就會反過來先發生迴轉性暈眩然後才是浮動性**。

由於缺氧，內耳器官是半生半死的狀態。早期治療非常重要。治療主要是藥物療法（點滴或者口服藥）或者將類固醇等藥劑注入內耳局部的處置（112頁）。

類型

耳部疾病⑤

只出現劇烈暈眩的前庭神經炎

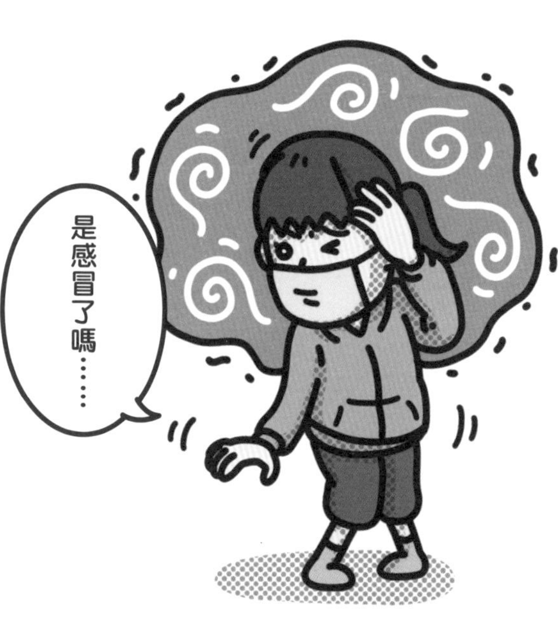

感冒症狀持續發生不會有耳鳴和重聽症狀

內耳透過聽覺神經與腦部相連，將平衡感覺與聽覺資訊傳達給腦部。內耳神經有聽覺神經（耳蝸神經）和前庭神經，**發生劇烈的迴轉性暈眩是前庭神經發炎**的時候。**特徵是在有如感冒的症狀後出現**。

由於特徵是不會有耳鳴和重聽的症狀，因此有容易被誤認為是腦血管問題的傾向。另外，也和急性迷路功能喪失（內耳迷路突然喪失功能，在步行或跑步時周圍的風景出現重疊模糊的現象）非

會出現這種症狀！

時機	在感冒症狀之後發生。
症狀	劇烈的迴轉性暈眩。
其他特徵	雖然不會出現耳鳴和重聽，但有時候會有作嘔感或嘔吐。
背景因素	很可能是感冒病毒，不過目前並不明確。大多只要 1 ～ 3 星期休息，使用藥物治療就能恢復。

常相似，不過迷路動脈血栓或梗塞的發病方式相異、另外還有對溫度刺激反應降低等狀況，都能判斷出此疾病。

在引發迴轉性暈眩的疾病當中，前庭神經炎算是發病情況較多的一種。另外，**有時會伴隨作嘔感、嘔吐，最重要的是暈眩相當劇烈**，經常有人因此而被救護車送到醫院。

由於是在感冒症狀之後出現，所以也有些人認為可能是病毒引起的，不過實際上這點還沒有得到證實。治療主要以點滴治療及藥物治療為主。

類型

耳部疾病⑥

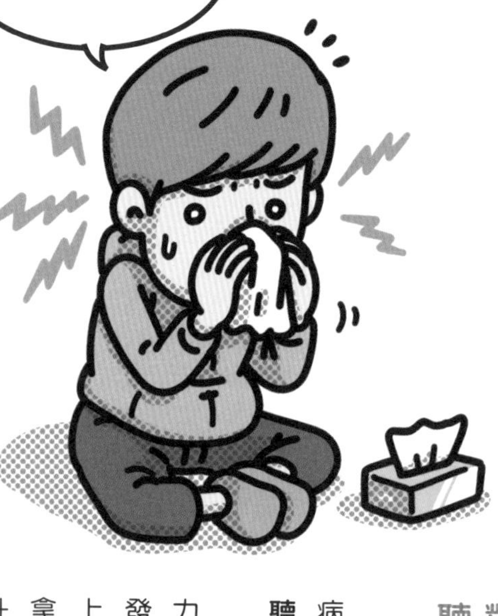

內耳有部分開洞而發病的外淋巴瘻管

對內耳或腦脊髓產生壓力 聽覺與平衡感發生問題

外淋巴液從內耳流到中耳的時候會引發此疾病。這個疾病就是**內耳有一部分開了洞，導致聽覺及平衡感功能發生問題**。

疾病成因是①內耳脆弱的部分被施加某種外力、②骨折等外傷、③畸形伴隨的問題等。誘發的原因則可能是潛水或水中運動、搭飛機、上廁所太用力、打噴嚏、擤鼻子、用力咳嗽、拿重物等等，大多是由於中耳或腦脊髓壓力上升造成。

會出現這種症狀！

時機	內耳有急遽壓力變化。
症狀	迴轉性暈眩同時伴隨耳鳴、重聽、頭痛等，但是個人差異很大。
誘發例子	上廁所太用力、擤鼻子、潛水、搭飛機等，導致中耳和腦脊髓壓力上升的時候會引發症狀。
其他疾病	大多數病例只要靜養並且以非侵入式治療就能恢復。如果長期出現症狀的話，就要懷疑可能有其他問題。

由於會對聽覺與平衡感的機能造成影響，因此**會有暈眩、耳鳴、重聽、頭痛等症狀**。從前要檢查出外淋巴廔管問題被認為非常困難，不過在確定診斷方式以後，就能夠判別出來了。由於**內耳的洞有可能自然關上**，因此只要維持能夠降低腦脊髓壓力的姿勢靜養。這個時候要注意不能吸鼻子、或者用力擤鼻子等等。也有些病例會以手術關上內耳的洞。

外淋巴廔管大多是日常生活中的動作就會引發，就算是健康的人也有可能會發生。問診的時候如果有做過可能誘發此疾病的行為，還請告知醫師。

類型

腦部疾病①

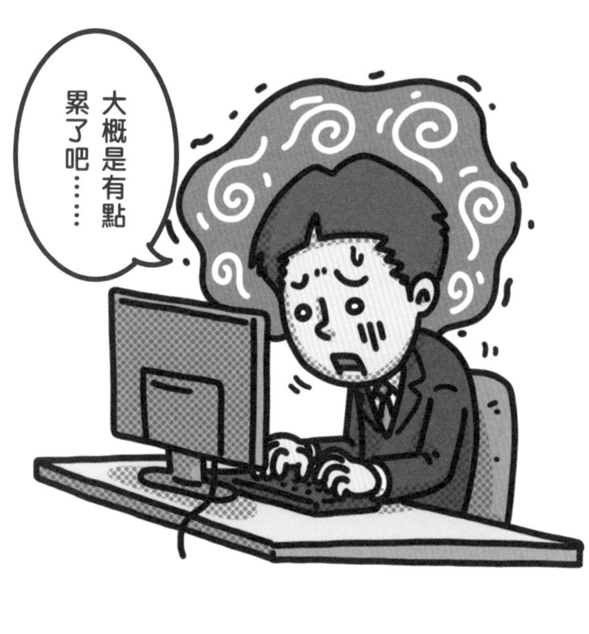

重大腦大血管疾病前兆：暫時性腦貧血發作

腦血栓惡化很可能會併發腦梗塞

沒有任何前兆、反覆劇烈暈眩、伴隨著作嘔感及嘔吐，一瞬間失去意識。暈眩大概2～15分鐘就會緩和，身體狀況也會恢復、不會留下任何疾病痕跡。沒有耳鳴、重聽、運動失調問題，反射也沒有異常、而且是暫時性的，所以**大部分人認為只要有適當治療就沒有問題。但其實若放著不管、症狀反覆發生的話，就有可能引發嚴重腦血管疾病**，因此要多加注意。

暈眩發生的因素是血管堵塞。由於動脈硬化

會出現這種症狀！

時機	沒有特別的契機，但血壓下降會是最後一根稻草。
症狀	劇烈暈眩、作嘔感、嘔吐。血管阻塞處會影響到可能產生迴轉性或者是浮動性暈眩。
特徵	堵塞的微小血栓被推開以後，症狀會暫時消失，但是之後會反覆暈眩。
注意	在反覆暈眩前若沒有進行適當治療，將會導致腦血管問題。

導致血液的纖維成分、血球、石灰質和膽固醇等結晶物脫離，在血管壁上形成血栓。脖子內側到腦部的那條內頸動脈系統堵塞的話，就會發生浮動性暈眩（或者是眼前發黑）；若是鼻子後方到腦底的脊椎腦底動脈系統阻塞，就會突然發生迴轉性暈眩。這些都只是暫時性的，是因為卡在血管裡面的血栓終究會被推著流走。

但若是**反覆發生的話**，**血栓就會完全堵住，也就是腦血栓，繼續惡化下去就會變成腦梗塞**。

另外，**血壓下降會是引發暈眩的最後一根稻草，很容易發生在起床、去洗手間的時候**。

類型

腦部疾病②

會導致生命危險的腦部血管問題

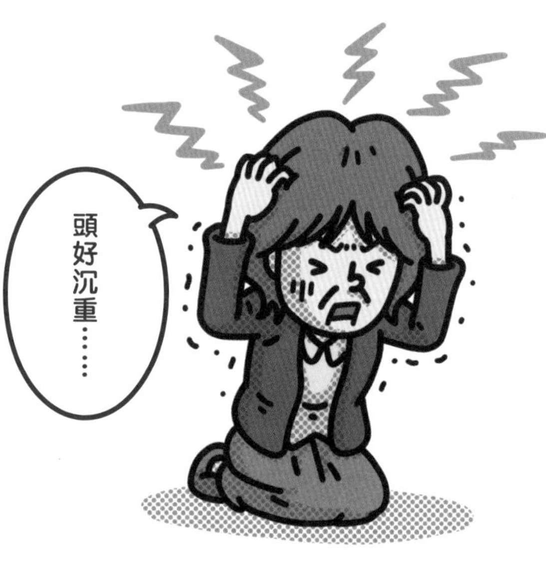

腦內血管發生異常 暈眩種類五花八門

如果暈眩的背景因素是腦部問題，那麼暈眩症狀就會隨著不同病症而有所相異。動脈硬化是腦組織血液量減少的狀態，因此通常是覺得身體搖搖擺擺的晃動、動搖性暈眩。有時候是轉動脖子就發生迴轉性暈眩。

若是**腦出血**，也會因為病變的位置不同而出現不一樣的暈眩。腦部是由內頸動脈和脊椎腦底動脈支配，前者和平衡感的關係比較弱，因此若這裡發生病變，只會有輕微的動搖性或浮

會出現這種症狀！

○腦血管系統疾病範例與暈眩特徵

腦梗塞	腦出血	蜘蛛膜下出血	腦腫瘤
血壓降低是最後一根稻草，容易在起床、去廁所的時候發生迴轉性暈眩。	病變若出現在內頸動脈，則有輕度的動搖性或浮動性暈眩；若出現在脊椎腦底動脈，則會發生劇烈的迴轉性暈眩。	若是頭蓋骨內的血管發生病變，會因為動脈瘤血液流出或破裂而引發動搖性或浮動性暈眩。	小腦或腦幹等性質上容易發生變化的腫瘤，會引發劇烈的迴轉性暈眩。

暈眩是生命危機的訊號。
腦部疾病的治療一刻都不能延遲！

動性暈眩。另一方面，由於脊椎腦底動脈連通掌管平衡感的各部位，因此若這裡發生病變，就會感受到天旋地轉般極為劇烈的迴轉性暈眩。

若是有**蜘蛛膜下出血**導致頭蓋骨內的血管發生病變，就會因動脈瘤（動脈血管壁變薄而膨脹的部分）流出的血液或破損造成動搖性或浮動性的暈眩。

腦腫瘤當中位於小腦和腦幹者，是在性質上特別容易變化的腫瘤，會引發迴轉性暈眩。除此之外**由於腦部問題成為背景因素而造成的暈眩還有很多種，幾乎全部都是危及性命的訊號**。必須早期治療。

類型

腦部疾病 ③

由於內耳與其他問題的預後不良 引發惡性陣發性姿勢性眩暈

暈眩或其他症狀的特徵

特徵1 **採取某個姿勢就會發生暈眩、作嘔感、頭痛。**

特徵2 **暈眩穩定下來的期間，也幾乎不會有其他症狀。**

特徵3 **很容易有把頭歪向一邊、收縮下巴的奇怪姿勢。**

特徵4 **會讓頭部維持病巢在下的方向（與內耳疾病相反）。**

疾病為腫瘤或出血會持續引發劇烈暈眩

陣發性姿勢性眩暈有三種，內耳當中病巢位於耳石器官的「良性」前面已經解說（36頁）。和良性一樣會出現暈眩，但**病巢主要在小腦蚓部**、**原因是腫瘤或出血**的話，就是惡性陣發性姿勢性眩暈。

暈眩的特徵是上列內容。另外眼球震顫的情況和良性不同，讓頭部往右邊倒的時候和往左邊倒的時候，震顫的方向會改變，經常性向上（另一邊耳朵的方向）。另外檢查的時候如果請對

與良性陣發性姿勢性眩暈不同

○中樞性（假性良性）陣發性姿勢性眩暈

這是小腦蚓部的疾病，症狀大多是腦梗塞的後遺症。暈眩和眼球震顫與良性非常相似、為暫時性。治療方法和預防方法也和良性不同。

○惡性則是眼球震顫與良性及中樞性不同

良性和中樞性在睡眠的時候與起身的時候會往反方向轉，是反向迴旋性的眼球震顫。若是惡性，將頭往右倒的時候和往左倒的時候，眼球震顫的方向就會改變，經常性向上（往相反耳朵）。

布倫斯姿勢

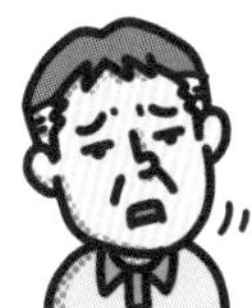

因為頭部往健康方向側過去就會強烈暈眩，因此會收起下巴、讓僵硬的患部方向往下，變成頭歪歪的姿勢。

方重複做出會引發暈眩的那個姿勢，也會每次都產生暈眩，這點和良性不同。

腦腫瘤造成暈眩的話，同時會發生頭痛、作嘔感、嘔吐，因此患者會非常堅持想要採取不會暈眩的頭部姿勢（布倫斯姿勢）。若是有出血情況，有時枕頭過低也會引發劇烈的迴轉性暈眩。**除了不斷出現令人感到痛苦的症狀以外，若實際問題是腫瘤或出血，疾病本身的恢復情況也不樂觀。**

另外，雖然症狀和良性極為相似，但是疾病位於小腦蚓部的被稱為「中樞性（假性良性）陣發性姿勢性眩暈」，以有所區分。

類型

其他疾病 ①

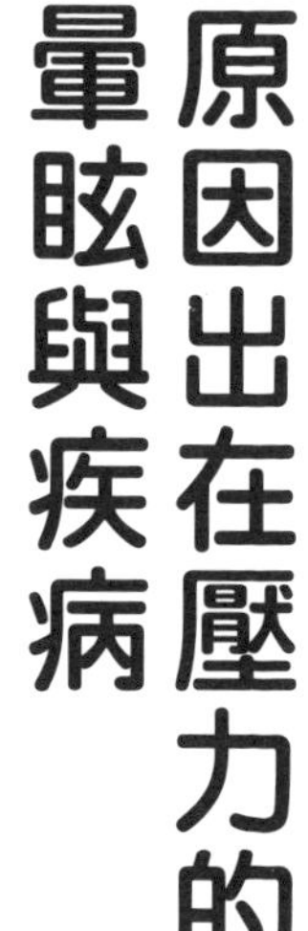

原因出在壓力的暈眩與疾病

自律神經的異常會影響身體各器官

會伴隨暈眩問題的大部分疾病都與自律神經相關。而造成自律神經異常的因素之一，就是壓力。

本書開頭也有解說，體會過暈眩的人越來越多了。這是由於大家在工作、養兒、家事、學業，以及與這一切相關的人際關係中感受到過多的壓力是最主要的原因。當然，並不是有壓力就會發生暈眩。但是**壓力會讓身體循環不良、氧化情況加劇，打造出容易發生**

壓力導致身體異常

異常
1 循環不良

循環器官會發生問題。肺部的氣體交換會停滯、靜脈變成沒有掃除的狀態導致血液汙濁。會有血流狀況變差、低血壓、基礎體溫低落、眼角抽筋等症狀。

異常
2 身體氧化

抑制活性氧的抗氧化物質難以增加，細胞運作低落。除了血液循環不良以外，更會造成身體各處功能都發生問題，也會讓過敏更嚴重。

姿勢性暈眩也是症狀之一

站起來的時候覺得暈暈的現象，原因是血液集中在身體下方使血壓下降，送到腦部的血液量減少。這也稱為腦部貧血。如果睡眠休息後就沒有這樣的症狀，那麼就只是暫時性的，但若是反覆發生就要懷疑是腦部疾病。

暈眩的狀態。

暈眩雖然可以治療，但是防止暈眩再次發作也非常重要。預防對策相當多樣化，其中之一就是散發壓力。**壓力也是引發疲勞的因素**，累積壓力絕對不是件好事。

另外，**血壓的變化誘因之一也是壓力**。血壓與暈眩有極為密切的關係。在懷抱過大壓力的時候就不能說身體是健康的了。壓力就是對身體有如此惡劣影響的東西。

類型

其他疾病②

憂鬱症等精神疾病造成的心理性暈眩

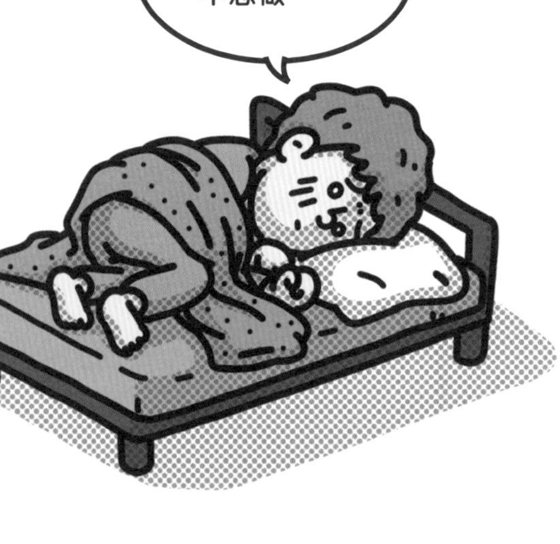

心靈也是身體的重要機能
有時可能與精神疾病有關

自律神經系統的工作是控制腸胃等內臟、心臟和血管等循環器官。如果這個部分發生問題，就會引發暈眩、作嘔感、嘔吐等。自律神經的問題經常是由於憂鬱症等精神疾病造成。

目前若是病人想要克服暈眩的時候，醫師經常會請身心科協助。比方說有暈眩的症狀，但是做了CT檢查或MRI檢查都判斷「沒有異常」的情況。除了內耳的檢查以外，這種情況還要懷疑可能是精神疾病。其實近年來**苦惱於**

是先有暈眩症狀還是先有精神疾病？

病例 ①

由於耳朵或腦部問題引發暈眩，心靈變得非常不穩定

暈眩及伴隨而來的痛苦、不知何時會發作的不安、對日常生活造成問題的壓力等，可能會導致精神疾病。

病例 ②

不安或精神疾病的影響，導致發生暈眩

由於自律神經運作能力下降，身體平衡出現紊亂而使內臟和循環器官出現問題，以至於腦部和內耳的機能也發生障礙。

身體輕飄飄的浮動性暈眩的人（參照80頁）**日益增加，這些人之中有不少是罹患精神疾病。**如果是精神疾病引發暈眩的話，就稱為「身心症暈眩」，背景因素也包含前述的壓力。

另外，**暈眩「不知何時會發生」很容易使病人更加不安**，也有病例是因此而出現憂鬱症或抑鬱狀態的。治療的時候也要考量到這方面。暈眩和精神疾病可以說是一線之隔。

類型

其他疾病③

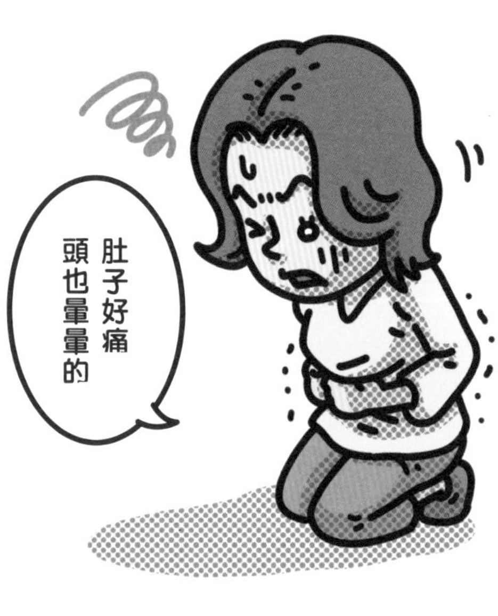

眼睛、腳、婦女生理等腦部及耳部以外的因素造成

由於各式各樣的因素血液循環受到阻礙

我們身體的平衡感覺，需要靠位於內耳的前庭系統、眼睛、位於肌肉與關節的感覺器官將井井有條的資訊送到腦部，才得以維持。發生暈眩的背景因素，並不只有內耳、腦部、精神性等問題。

比方說**感覺器官的眼睛或者是腳底異常**。眼睛疲勞就有可能造成暈眩。這有可能是因為生活習慣的問題，不過也有許多情況是眼睛疾病。另外，腳部如果慢性麻痺等也就是腳底部

暈眩背景因素不僅限於耳與腦的異常！

○耳部及腦部因素外會引發暈眩的情況

眼部疾病

由於眼睛疲勞造成感覺機能低落或混亂，將不適當的資訊傳達給腦部。

腳底（深層感覺）

腳底神經若是有問題，感覺功能就會產生變化，傳達給腦部的資訊也會亂七八糟。

頸椎或肌肉異常

脖子、肩頸僵硬等血液循環受到阻礙的狀態下，會對耳朵及腦部機能產生不良影響。

婦女生理

自律神經或荷爾蒙混亂導致內臟或循環器官發生問題，對精神也產生影響。

更年期障礙

血壓變動、疲勞物質累積、自律神經或荷爾蒙混亂等導致血液循環產生問題。

肥胖

由於血壓變動、血液循環受阻等，可能形成腦梗塞、動脈硬化類疾病，引發腦部問題。

位神經已經發生問題的話，平衡感也很容易紊亂。頸椎異常導致血液循環受到阻礙的症狀也一樣。

月經、懷孕或生產等婦女相關的生理狀況，更年期障礙、荷爾蒙平衡紊亂等也會導致自律神經的控制功能發生問題，也可能是與內臟或循環器官問題、精神疾病等等相關。

還有**肥胖症候群**會提高腦中風及動脈硬化造成的疾病風險，**也是暈眩的背景因素之一**。血壓變動、血液循環阻礙等，姑且不論是否會造成暈眩，很顯然都是損害健康的事項。

類型

其他疾病④

自律神經紊亂而發生的交通工具暈眩（動暈病）

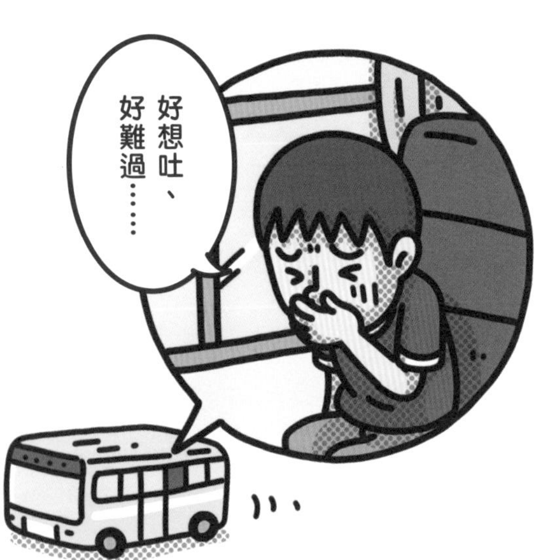

超過前庭小腦的極限就會出現各式各樣症狀

將發生暈眩的狀況極端點來說，就是平衡感異常。健康的人也會發生暈眩，是因為日常生活中經常會發生平衡感異常。其中之一就是暈車暈船，這當然也是暈眩的一種。

交通工具暈眩是由於來自內耳的前庭系統以及眼睛的刺激引發的。首先是**前庭系統感受到的搖晃加速度及週期超過那個人的極限**。如此一來腸胃等內臟、控制循環系統的自律神經系統就會發生異常，因此出現暈眩和作嘔感的症

造成交通工具暈眩的「極限」決定因素

○4 個決定性因素打造「極限」

前庭系統

淋巴液呈現攪動狀態，搖晃的加速度和週期超過那個人的極限。

眼睛

增加的刺激過多（情報過多）引發錯覺。

前庭小腦

來自前庭系統和眼睛的情報過多或者發生錯誤，無法調節的情況下直接把錯誤資訊傳達給大腦。

心理狀態

因為心想「可能會暈車」的不安引發自律神經系統紊亂。

狀。尤其是搭乘船隻和飛機的話，會有來自前後、左右、上下及各種方向的搖晃。如此一來前庭系統裡面的淋巴液就會呈現攪動狀態，也就更容易暈眩。

另外**如果來自眼睛的刺激也過多的話，就會因為錯覺引發暈眩**。大家有沒有經驗是電車停靠在月台邊的時候，如果看著對向電車離開，就會覺得自己搭乘的電車動了起來的感覺？這就是錯覺。來自前庭系統和眼睛的情報雖然會經過前庭小腦調節，但**若超過那個人的極限，就沒辦法把正確資訊傳達給大腦，也就會造成混亂**。

類型

其他疾病⑤

意外或疾病治療、藥物因素也可能會引發暈眩

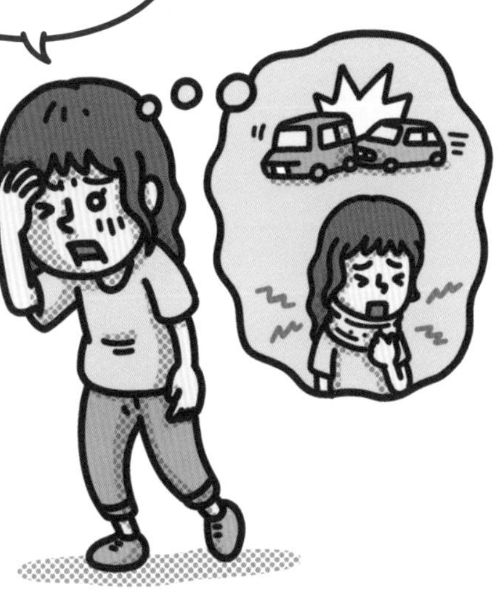

內耳和腦部受到衝擊，因而引發問題

如果由於撞擊、跌倒、墜落等造成頭部外傷，那麼就會使內部淋巴液過度震動，也就可能引發暈眩。鼓膜裂傷、中耳損傷、聽小骨破損、耳出血併發症、腦幹或小腦問題都會誘發暈眩。

對頸部造成的外傷，一般是「揮鞭症候群」會誘發暈眩。理由可能是①脖子（頸部）的交感神經緊張度提高、②脊椎動脈的流動不順暢、③從脖子到內耳、腦部的血管運動神經遭到刺

使暈眩發作的其他外在因素

音響外傷、震動問題

聽見強大的聲響時，會由於音壓導致內耳發生問題，除了重聽以外也會引發暈眩。除了爆炸聲、建築工程的聲音、演唱會音響聲以外，長時間用耳機聽音樂、講電話等也都會誘發暈眩。

疾病治療、服用藥物

做為結核特效藥的抗生物質對於內耳來說毒性非常強，經常會引發良性陣發性姿勢性眩暈。另外，抗痙攣劑、抗癲癇藥也都有引發中腦症狀的可能性。這方面有個人差異。

酒精或有機溶劑

塗裝等使用的有機溶劑、酒精會使小腦發生問題，可能引發暈眩。慢性酒精中毒常見的平衡障礙就是因為小腦萎縮。

激，引發腦部循環障礙或耳鳴等。這些是受到外傷以後馬上會出現的暈眩因素，**如果是幾天後才發生的暈眩，那麼就是別的理由**。

如果突然對頸部施加刺激，大腦的部分或者小腦就會受到傷害。因此可能會造成神經細胞消失或萎縮、神經纖維變質或斷裂。腦幹方面則可能由於輕微出血等引發腦部浮腫。同時也會對內耳的耳石器官施加相當大的離心力，也就會引發暈眩。

除此之外還有**音響外傷或震動問題、疾病治療的影響、藥物副作用、酒精**等各式各樣外在因素。

類型

其他疾病⑥

成長過程中也會改變，與大人不同的孩童暈眩

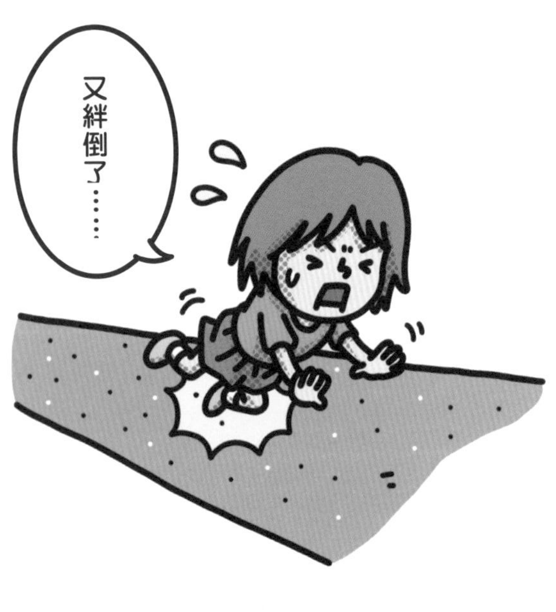

孩童的梅尼爾氏症相當稀少
先天性、腦腫瘤要早期發現！

雖然都說是孩童，不過嬰幼兒、學齡期、青春期等不同對象的疾病也有所相異（參照151頁）。尤其是嬰幼兒沒辦法說出自己受到暈眩所困，**所以若是頻繁發生步行障礙或跌倒的話，監護人就要先懷疑是否有誘發暈眩的因素。**

另外也有先天性因素。比方說「先天性眼球震顫」，除了遺傳以外，也有可能是在母體內或者生產的時候發生了什麼異常。另外還有生

孩童特有的暈眩因素範例

先天性眼球震顫	天生就會下意識出現眼球晃動的症狀。如果沒有儘快進行適當診斷，除了視力以外可能還會有斜視等與眼睛相關的問題、或者精神發展遲緩。
起立性循環調整障礙	也就是腦貧血。青春期為多，是由於自律神經趕不上身體成長造成的。如果有陣發性姿勢性暈眩，重要的是檢查判斷是由於頭部外傷造成暈眩，或者是心臟疾病引發。
精神性	孩童社會也經常要承受壓力，因此除了針對暈眩症狀本身進行治療以外，也必須進行精神疾病治療。有時候會誤診為梅尼爾氏症，不過 15 歲以下幾乎不可能是梅尼爾氏症。

※ 其他疾病請參照 151 頁。

來缺少半規管的「半規管發育不全」也需要經過細心觀察。

和成人相異之處，就是**偶爾才會出現梅尼爾氏症**。另一方面，**孩童的腦腫瘤多半屬於惡性、惡化非常快，所以早期發現更為重要**。精神性的暈眩也必須要由監護人多多留心才行。

日常生活中需要特別注意的，就是製作塑膠模型。如果在空氣流通不好的地方使用黏膠之類的東西，就可能造成有機溶劑中毒，除了暈眩以外還會有頭痛、視線模糊（東西看起來有兩個）、作嘔感等症狀。

類型

其他疾病 ⑦

引發昏厥的心律不整、癲癇、頸動脈竇症候群

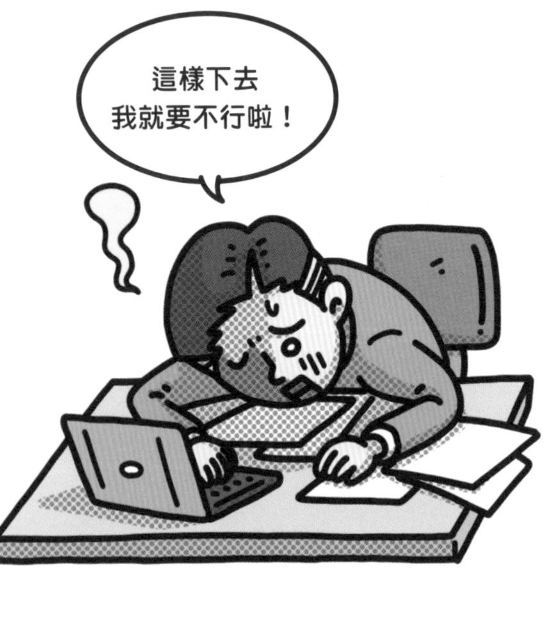

循環障礙造成暫時性失去意識

正如同最具代表性的梅尼爾氏症，無論是內在因素或者外在因素，在**引發內耳問題之前的過程當中，經常會出現自律神經失調的狀態**。壓力過大、或者是罹患自律神經失調症的話就必須加以對應。暈眩因素不明的病例，通常都跟這些事情有關係。

比方說自律神經也負責控制心跳，一旦失調就有可能**心律不整**。這樣一來就可能會出現暫時性失去意識的暈眩。**癲癇發作**也會出現類似

自律神經失調導致昏厥發作

自律神經失調症

因自律神經失去平衡而發生的各種症狀總稱。由於壓力等因素造成睡眠障礙、疲勞、頭痛、心悸、腹瀉、便祕、發寒、暈眩等，還會出現憂鬱、情緒不穩定等精神性症狀。

心律不整

心跳速度忽快忽慢，在不該發生的時機出現異常心跳、與正常心跳不同的時機出現心跳的狀態。與血液系統的疾病有密切關係。

癲癇

腦部神經出現細胞興奮過度的部分，引發意識消失這件事情反覆發生。原因也有可能是腦梗塞、腦出血、腦腫瘤等腦部疾病。

頸動脈竇症候群

頸動脈竇是頸部血管在分歧為內外頸動脈之前的一個小突起。如果這裡受到刺激或壓迫，就會發作。

的症狀。另外，也有可能是頸動脈竇受到刺激或壓迫發生的疾病（**頸動脈竇症候群**）。這些疾病引發的**暈眩通常是昏厥，也就是暫時性喪失意識**。

如前所述，即使CT檢查或MRI檢查「無異常」，馬上認定背景因素是精神性問題的話，就太過輕率了。第2章會詳細說明，不過要找出因素絕對需要反覆詳細問診。假設暈眩症狀緩減，或者暫時平復下來，也必須要觀察後續情況，再次前去看診。適當處置才能夠防止嚴重發作。

類型

其他疾病⑧

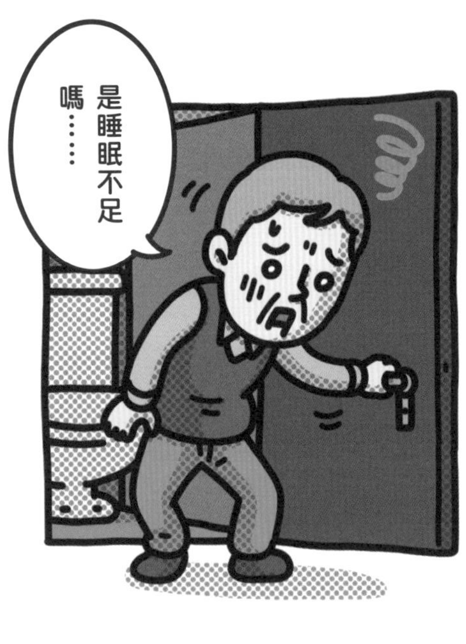

成長過程中也會改變，低血壓、高血壓也是主要因素

血壓變動導致異常 服用降血壓或升血壓藥劑也要注意

引發暈眩的因素之一，就是血流阻礙。這也和血壓有關係。迴轉性暈眩通常都和低血壓有有關。

比方說，梅尼爾氏症、部分突發性重聽和良性陣發性姿勢性暈眩等，有內耳疾病的大多數人同時有低血壓的傾向。**醒來的時候、排尿後等血壓降低的時間就會發生暈眩**。以高齡者來說，從坐姿或者躺姿站起身的時候血壓會迅速

低血壓、高血壓各自暈眩傾向

○ 低血壓的傾向

暈眩	多為迴轉性。早上起床、排尿後容易出現。
疾病	梅尼爾氏症、突發性重聽、暫時性腦貧血發作、動脈硬化、起立性低血壓等。

○ 高血壓的傾向

暈眩	大多為浮動性。如果有服用降血壓藥的話有時也會出現迴轉性。精神不穩定或因為降血壓藥導致血壓變化時容易發生。
疾病	腦梗塞、精神疾病等。

下降，因此必須多加注意。也請記得降血壓或升血壓的藥劑不當使用，一樣會誘發暈眩。**就算平常是高血壓，血壓快速下降也是會產生暈眩的**。

另一方面，高血壓常見的有覺得輕飄飄的浮動性暈眩、也有眼前閃爍的暈眩等，類型非常不穩定。和低血壓一樣應該是由於血壓變動太大導致腦部血流異常。**在降血壓藥劑中有些藥物可能導致站起身的時候血壓上升無法趕上身體速度，導致流到腦部的血流量減少而發生起立性低血壓，這種情況下通常也會有眼前發黑的情況。**

類型

其他疾病 ⑨

沒有找出背景因素就鑑別病名相當危險

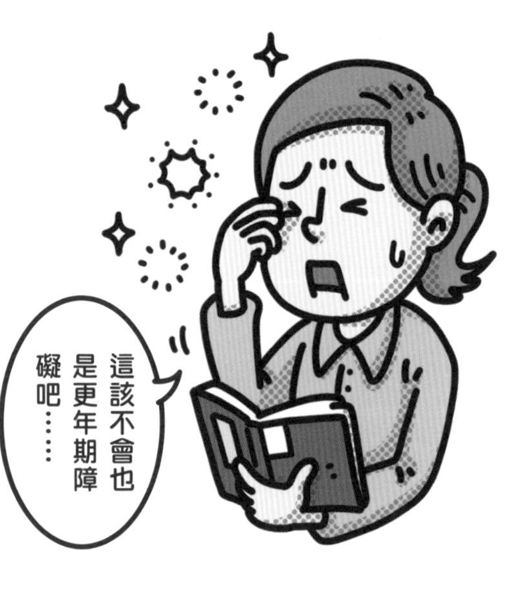

或許隱藏了嚴重的疾病!? 腦腫瘤非常容易被遺漏

我聽說有些人會把疲憊、壓力、更年期障礙、老化當成理由，因此不去找出暈眩的真面目（背景因素）。假設就算疲勞真的就是造成暈眩的原因，那應該也有更加根本的因素才是。另一方面，沒有確實找到背景因素就診斷病名也是相當危險的。如果血液循環、血壓、循環器官有任何異常，那就應該要懷疑有可能是各種不同疾病才是。這些很**可能無法完全符合診斷時的必備條件**。只要尋找背景因素，就能夠

絕對會有背景因素，並不一定只有一個

○如何找出背景因素？

問診

醫師會詢問患者各式各樣的問題，由患者的回應引導出背景因素的可能性。

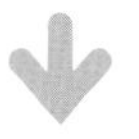

檢查

在問診的結果之後，進行耳朵、眼睛、腦部等檢查，觀察是否哪裡有異常。

醫療的重大工作就在於找出背景因素。問診和檢查會在第 2 章進行解說。

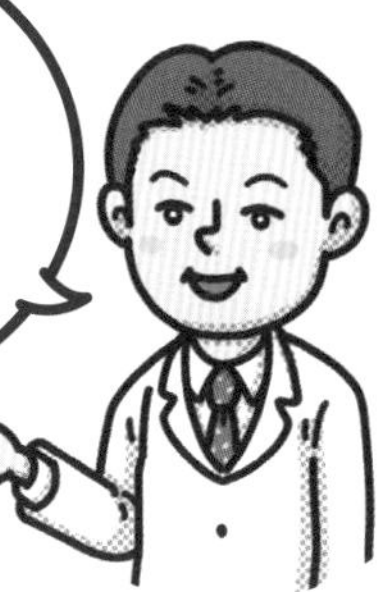

篩選出有可能發生的疾病。

另外，最容易被忽略的就是腦腫瘤。尤其以孩童來說，通常都會比較關注腦部發育的問題，因此有時候根本不會發現。**大小腦、腦幹的腫瘤在病兆還小的時候很難發現，也不會有眼球震顫現象，所以實際上真的很容易被遺漏。**

真正應該要觀察的，是身體各種機能否有正常運作。比方說使用簡稱為PET（positron emission tomography）的正子斷層攝影檢查，就能夠看出葡萄糖代謝等機能是否有異常，提高診斷的精確度。必須要有著與其找病名，更重要的是找出背景因素這樣的觀點。因此問診和檢查是絕對不可或缺的。

類型

其他疾病 ⑩

因皰疹病毒造成的暈眩或耳鳴

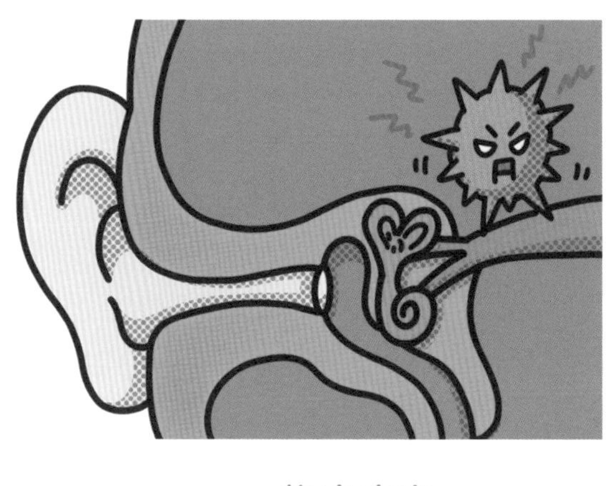

皰疹病毒

人類會感染的有好幾種，當中大多是單純的皰疹病毒。帶狀皰疹會使皮膚和黏膜產生小水泡並且以水泡為主產生病變。

前庭系統發生問題，也可能是其他背景因素

只要是在知覺神經的某個部分上，那麼不管是哪裡都有可能發病的就是皰疹病毒。其中大多數是單純皰疹病毒1型（HSV1），會在小時候就感染，並且一輩子都保有病毒。**在疲勞、壓力過大、感冒等免疫力下降的時候發作**，大多是出現在嘴裡的病毒。

這個皰疹病毒（有時候是帶狀皰疹病毒）有時候會出現在內耳，這也會引發暈眩。尤其是出現在耳朵深處的話，疼痛會非常劇烈，導致暈

皰疹病毒的實際生態

身體如何感染	○小時候就感染，一直都存在。 ○會有增減變動。 ○不會傳染給其他人。
發病因素	大多是因為疲勞、壓力過大、罹患感冒等造成免疫力下降就會出現。
與暈眩的關係	出現在單耳，造成內耳神經發生問題。出現在耳朵深處則疼痛會更強烈。甚至會有暈眩、腳步不穩、耳鳴愈發嚴重的跡象。有時候還會出現顏面麻痺的情況。
疾病	梅尼爾氏症、前庭神經炎、突發性重聽等內耳問題造成的疾病。

眩、腳步不穩、耳鳴等也相當嚴重。另外暈眩有時候會持續到兩星期左右。

皰疹病毒因為只會發生在單邊耳朵，因此可以推斷出是內耳的問題，但光是這樣也有可能是梅尼爾氏症、前庭神經炎、伴隨暈眩的突發性重聽等各式各樣疾病，沒有檢查的話無法正確鑑別出是哪個疾病。另外，暈眩的背景因素除了皰疹病毒以外，也可能還有其他項目，所以必須要採用檢查來找出真正的原因。**一旦上了年紀，會由於免疫力衰退導致皰疹病毒再次活性化，也很容易使內耳神經發生問題**，因此一有症狀就要盡快接受檢查。另外在治療方面，需要服用抗病毒藥劑。

類型

其他疾病⑪

只是一直維持自覺症狀的持續姿勢・知覺性頭暈

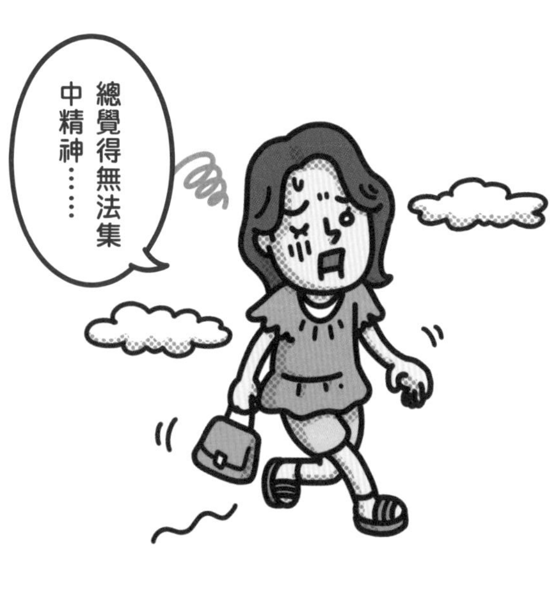

慢性期的浮動性暈眩奪取集中力

前面已經提過很多次，暈眩的背景因素之一包含自律神經問題。不過近年來增加的疾病是持續姿勢・知覺性頭暈（PPPD）。2018年被收錄在WHO國際疾病分類ICD－11當中。先前大家很容易遺漏的「浮動性暈眩放置不管的危險性」終於逐漸受到認知。

浮動性暈眩的特徵是身體輕飄飄、搖搖晃晃的飄動感，也有些人會說「像是剛下船」或者「好像走在雪上」的感覺。因為並非劇烈到根

會出現這種症狀！

時機　無論或站或坐就連躺著都會發生。

症狀　持續輕飄飄的浮動性暈眩。無法集中精神、又或者欠缺集中力。

背景因素　原因之一通常是自律神經的問題，但是必須懷疑可能還有其他因素。

注意　內耳並沒有直接發生異常，因此必須對自律神經的平衡進行治療、照護和預防。

現代社會背景中發病的人越來越多！

本站不起身，所以很多人就不去治療，但其實**慢性持續這種暈眩的話，走路或者運動都會越來越痛苦，甚至會落入身體機能和認知機能衰退的境地**。另外大多數病例都變得**無法集中精神**，因此在工作、學業、家事或者興趣方面都變得一事無成。這樣一來也會造成精神不穩定而陷入負面連鎖。

造成暈眩的原因確實有很多是自律神經的問題。這會需要神經學上的確認。不過**把所有因素都歸類在心理因素是非常危險的**，無論有沒有其他背景因素，都不可以放過隱藏在背後的疾病。

關於暈眩的小故事 2

無重力也會引發暈眩的「太空適應症候群」

我們的平衡感是根據重力方向來保持身體平衡，使用內耳、眼睛、腳底的感覺器官、自律神經、小腦、腦幹和大腦攜手合作達成。平衡感和重力有著相當密切的關係。另一方面，為了保持姿勢，肌肉也會為了對抗重力而運作。這個運作情況若是不良，姿勢就會失去平衡而引發疼痛又或受傷，影響甚至會導致內臟和神經運作也受到阻礙。因此或許有人會覺得「如果沒有重力的話，身體應該就會更輕鬆吧」，但事實並非如此。

宇宙就是無重力狀態。搭乘太空船的太空人雖然受過嚴格訓練，但是太空人大多數還是對於「太空適應症候群」相當困擾。前面已經提到搭乘交通工具時產生的頭暈感也是暈眩的一種，而太空船也會造成暈船。

平衡感雖然是跟著重力來運作的，然而無重力狀態下耳石器官根本無法判斷上下感覺。眼睛看到的東西也沒有固定的上下、身體姿勢也跟上下無關，導致視覺方面的上下方向也相當混亂。而且肌肉深層感覺系統的資訊也相當混亂。目前還不清楚造成暈眩的詳細因素，不過太空人似乎也需要靠訓練來習慣這種狀態。那麼，回到地球的時候又會如何呢……

第2章

不同疾病的治療方法

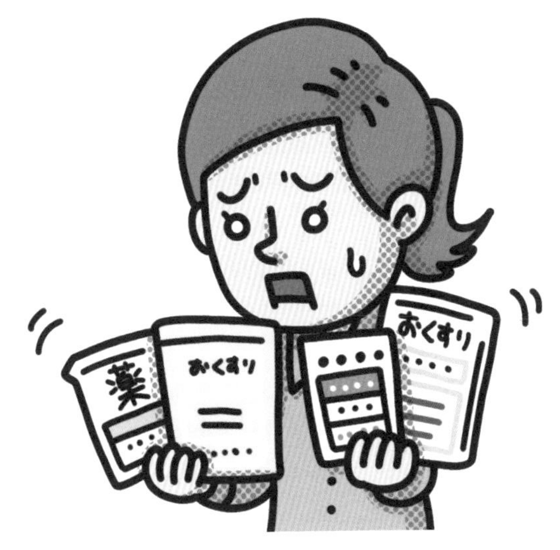

引發暈眩的各式各樣背景要素（因素）很可能是隱藏在其後的疾病。詳細問診及適當檢查找出這些疾病的真面目，才能開始進行有效的治療。

對應

治療前 ①

早期治療與發現是身體恢復的原則，用正確知識做出冷靜判斷！

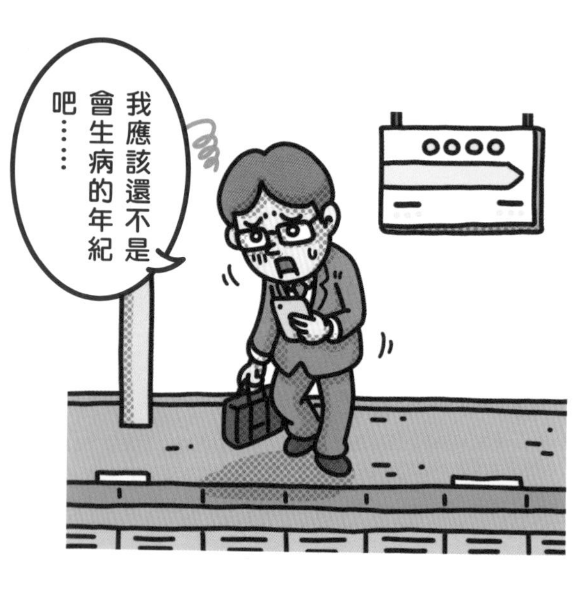

輕視及不理會讓病況惡化 不要小看暈眩！

有句話說「病由心生」，但是怎麼看這句話卻會讓意義有所不同。當然精神不穩定確實會導致疾病、也有可能讓疾病更加惡化。但是如果「心」包含了「輕視」的意義在內，那麼心情越是強烈，就越有可能有截然不同的結果。

無論是哪種或者程度如何，只要發生暈眩就是身體出現異常。如果是暫時性的，那麼也可以選擇觀察一下後續狀況，但若反覆發生，又或伴隨耳鳴、重聽、作嘔感、嘔吐、頭痛等其

為了不要判斷錯誤，面對暈眩的方式

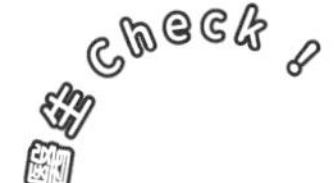

理解暈眩會對身體造成那些影響！

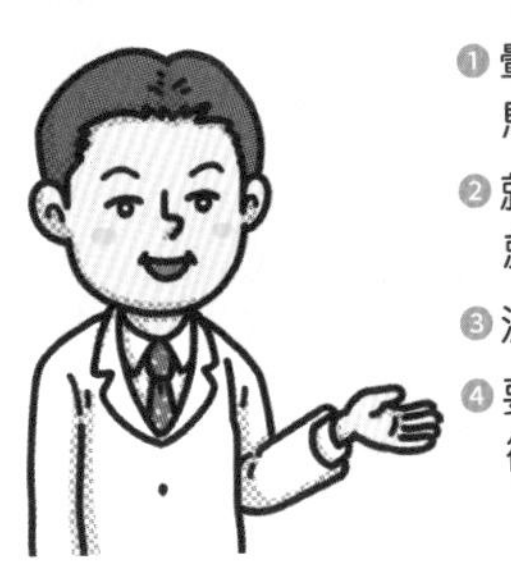

❶ 暈眩分為可以選擇觀察後續情況的病例，以及必須馬上治療的病例。

❷ 就算勉強可以過生活，只要有一點困難就應該前往就醫。

❸ 沒有任何一個病例可以歸咎於年紀。

❹ 要謹記如果症狀過於惡化，很可能治療後也無法恢復為健康狀態。

他症狀，那麼就請盡快造訪醫療機關。**為了找出暈眩的真面目（背景因素）到最終克服疾病，第一步就是要了解自己的身體。暈眩的種類、頻率、時間，反覆出現暈眩的話週期如何、有沒有其他症狀等都要好好掌握。**畢竟醫師問診的時候不會剛剛好就發生暈眩。如果是孩童或高齡人士，那麼就必須由家人觀察情況。

暈眩可能是暫時性的，或許可以自然痊癒。但沒有人可以預測是否真能如此。

對應

治療前

②

反覆精細問診找出暈眩的真面目

由症狀到生活環境詢問出各種資訊

要克服暈眩就必須找出背景因素並且加以對應才行。如果**光是著眼於背後引藏的疾病，那麼通常就很難決定如何治療**。

當患者因為急性暈眩被送進醫院的時候，醫師會先看眼球的運動。這是因為無論背景因素為何，**由眼球震顫可以確認問題是在耳朵還是腦部**。

接下來要盡可能進行問診。就算是慢性期的暈眩也還是得要問診。

問診重要的理由

①可以掌握正確症狀

為了篩選暈眩背景因素的可能性，必須掌握症狀。

②找出嚴重疾病的可能性

如果隱藏著一刻都不得延遲治療的疾病，就必須要盡快處置。

③進行適當檢查

早期發現與治療絕對需要檢查。必須根據問診結果來進行適當檢查，才能有效治療。

問診目的有三大類

目的
1 與暈眩本身相關

是哪種感覺的暈眩？時間、先前發生的次數等。

目的
2 與暈眩同時發生的症狀

耳鳴、重聽、作嘔感、嘔吐、頭痛等神經系統受到侵蝕的症狀。

目的
3 環境與社會因素相關

常用藥物、身懷什麼疾病、日常生活的壓力。女性的話還有是否生產過等問題。

※ 問診單的內容參照 152 頁。

問診的方法和內容會因不同醫療機關而異，不過本院（川越耳科學診所）會給病人16項問題的問診單（參照152頁）然後請病人填寫。**暈眩是什麼感覺、每次發作大概持續多久、先前發作過幾次、其他還有沒有什麼症狀等等**，大概是這樣的內容。另外**也會詢問是否有常用藥、已經確定的疾病、日常生活中的壓力等等**。這是由於暈眩發作通常也和環境與社會因素有相當複雜的關係。

如果將暈眩的真面目比喻為犯人，那麼醫師就像是刑警，必須經過精細的偵訊，藉此釐清所有與犯人相關的東西。

對應

治療前③

應該拜訪哪種醫療機關、前往哪一科就診呢

我介紹耳鼻喉科給妳。
是不是因為我老啦？

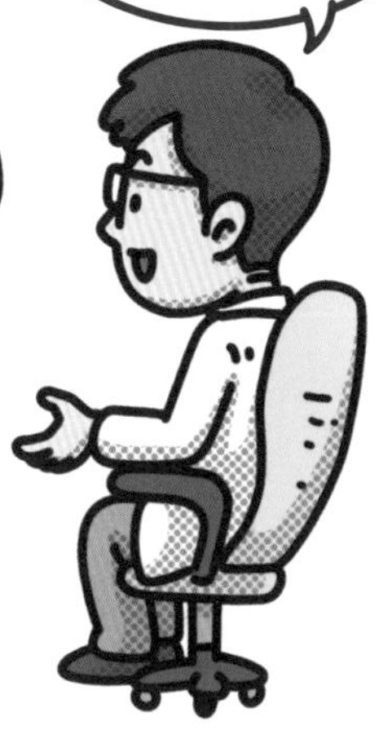

請能夠信賴的醫療機關找出背景因素

除非是非常嚴重的發作，如果只是暫時性的輕微暈眩，那麼患者危機意識過低的情況下，就很容易忽略要去找出背景因素並且採取對策。另外，也有些醫療機關無法進行適當應對。**除了耳鼻喉科以外，暈眩可見於內科、神經內科、循環器官內科、腦外科、小兒科、眼科等等各式各樣領域的醫療現場**。然而，很遺憾的是通常問診及檢查都不夠充分，現實上的確是很難做到有效治療及對策。

依症狀改變領域的就診醫院

○如果症狀只有暈眩、耳鳴

要針對內耳問題進行治療來克服暈眩。就算是腦部的問題，也有辦法減輕暈眩狀況，這樣也比較好前往腦部專業醫療機關進行治療。

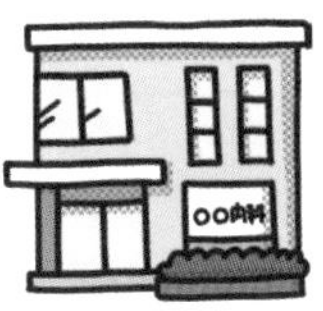

○耳鼻喉科
○暈眩門診
○神經耳科
○平衡神經科

○有暈眩及耳鳴以外的症狀

要進行腦部疾病相關的治療。治癒病巢就能夠克服暈眩症狀。如果是精神性的問題就要同時進行諮詢，同時接洽精神神經學的醫師。

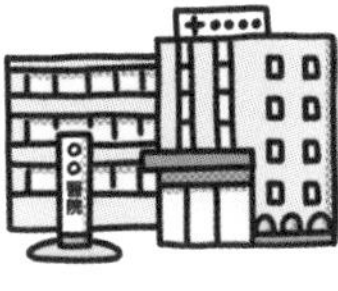

○腦神經外科
○神經內科
○精神科

我再重複一次，就算是CT檢查或者MRI檢查的結果為「無異常」，也並不一定真的就是「沒有問題」。這可以說是現代醫學的一大陷阱。不是什麼病都去大醫院比較好。要去哪個醫療機關就診，請先向平常前往的診所商量，然後請對方介紹專業的醫療機關會比較好。就算是在那些地方得到「無異常」的結果，也請務必嘗試醫療第二意見。**如果是非常重視問診的醫療機關，基本上是可以信賴的。**

另外，就算引發暈眩的因素是內耳問題，只要有與精神性相關的話，就必須要與精神神經學專業的機關合作。

要小心這類醫療機關！

如果對方沒有打算特定背景因素，就要多加注意！

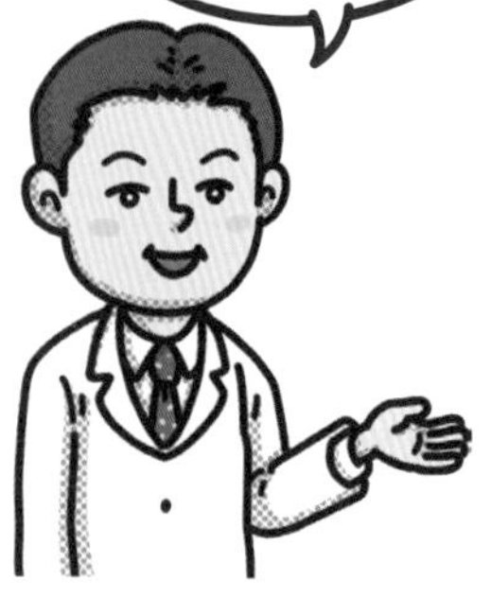

①問診不充分，只靠檢查結果來判斷

CT 檢查或 MRI 檢查等影像檢查結果是「無異常」，就不再進行問診或其他檢查，而是直接建議觀察後續狀況。

②隨便就決定是精神性問題

除了疲勞及老化等原因外，將所有事情都歸咎在壓力造成的精神性問題，只會指導病人要多多休息就結束診療。

③診斷得很曖昧

用「也許是梅尼爾氏症」這種模稜兩可的說法，背景因素的判斷也很曖昧，又或者是根本不打算找出背景因素。

只靠影像檢查進行診斷或不找出因素的診療都要多加小心

如果沒有進行適當診斷，可能會發生兩個大問題。第一點就是遺漏了可能關乎性命的疾病。第二點就是其實也許不是什麼嚴重的問題，但因為背景因素模糊導致患者非常不安。

假設判斷觀察後續狀況就好，卻還是持續發生暈眩，而且還冒出其他症狀的話，就可以說是害那個人被迫面對痛苦。更何況隱藏在背後的疾病還有可能會因此惡化。

但是對於沒有專業知識的患者來說，可能也很難判斷醫師到底是好是壞。因此最重要的是信賴關係。前面我也有提過，**反覆精細問診能夠建立患者與醫師之間的信賴關係。**

另外，會有那種開個藥就想解決事情的醫

如何選擇能夠左右治療方針的醫師

重點 1 **是否有仔細問診？**

重點 2 **能否安撫病患的不安？**

重點 3 **是否不斷問診和檢查直到找出背景因素？**

重點 4 **有沒有好說明治療方針、方法、藥物特性等？**

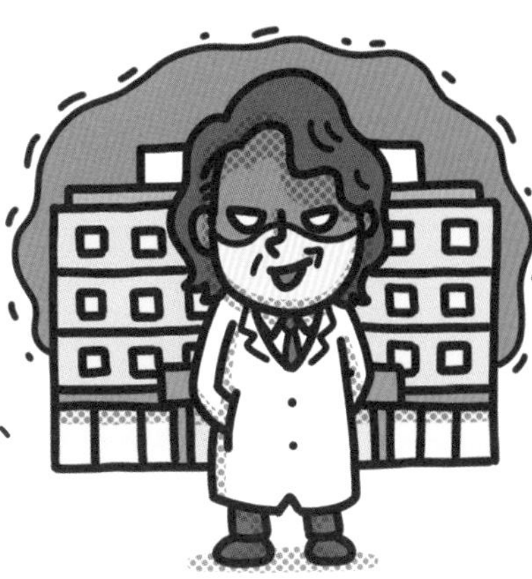

師，也有那種馬上就想動手術的醫師，治療方針上會有相當極端的差異。對於患者來說，應該也無法判別怎樣的治療是好還是壞。

所以首先請加強自己對於暈眩的相關知識。要特別小心的是，並非所有流傳在世間的資訊都是正確的。就這方面來說，在**面對症狀和治療的時候，找出能夠對病患仔細說明的醫療機關是非常重要的。**

對應

治療前 ④-1

暈眩檢查五花八門，這也是問診的背書調查

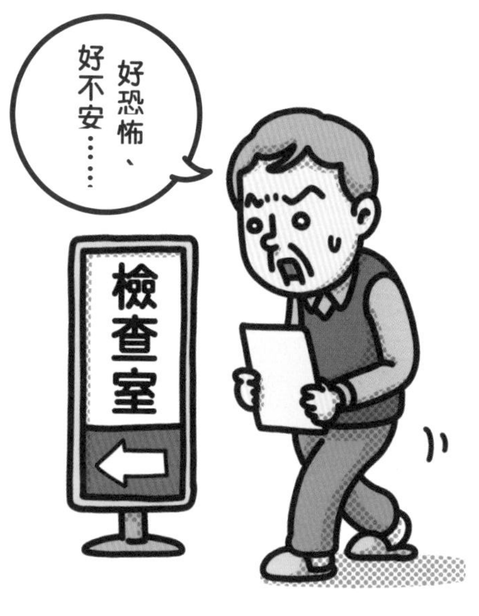

找出造成平衡問題的因素到底在哪裡

問診主要是懷疑各種可能因素，找出所有可能性。要掌握確切證據並且為此背書，就要進行「神經耳科學性檢查」。**檢查的對象包含眼睛、耳朵、肌肉、關節等與在平衡動作中負責感應的器官，以及負責控制感應資訊的小腦和腦幹。**

首先聽覺檢查等**耳部檢查是不可或缺的。**使用聽力計來檢查耳朵，如果有重聽的現象，那麼就可以辨識出是中耳或者內耳的問

暈眩主要檢查與種類

○ 排除耳朵與腦部因素造成的暈眩

眼睛平衡檢查

從眼球震顫的狀況來找出問題在哪裡。在門診就能馬上進行檢查。

- 在注視狀態下檢查
- 使用電波眼球震顫測定檢查
- 檢查溫度刺激造成的眼球震顫

身體平衡檢查

確認是否能夠維持平衡狀態，改變條件後是否依然平衡。在門診就能馬上進行檢查。

- 兩腳直立、單腳直立進行檢查
- 張開眼睛、閉上眼睛檢查
- 運動時的檢查

聽覺檢查

由於有很多病例會併發耳鳴或重聽，因此「能否聽見」的檢查絕對不可少。

- 以專用機器檢查「能否聽見」
- 腦幹聽力誘發反應（ABR）檢查
- 耳鳴檢查

除此之外還有內心或精神性檢查等，會根據問診來進行檢查。

題。另外也會記錄眼球震顫，調查眼睛在看動態物品時的狀態，也會檢查溫度刺激造成的眼球震顫情況。**身體平衡問題的檢查**會在直立狀態下分別確認張開眼睛與閉上眼睛時的身體搖晃狀態，然後找出病變。

除此之外若是有血壓變動、心臟病等可能性的話，就會**用心電圖進行檢查**，若有可能是精神性的暈眩也會進行**精神神經學性檢查**。

良性發作性姿勢性暈眩等不同疾病也許只會出現暫時性的症狀，因此要進行各式各樣的檢查才能夠辨識出疾病。另外，這些檢查幾乎都不會造成患者感到痛苦。

對應

治療前
④ -2

眼睛比嘴巴會說話 眼睛平衡問題檢查

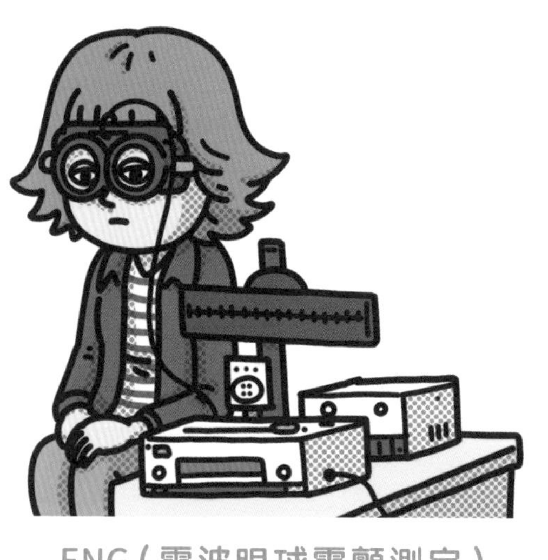

ENG（電波眼球震顫測定）

以電波測量並記錄眼球在靜止狀態下與運動狀態中的震顫。可以辨識出是腦幹性眼球震顫、小腦性眼球震顫或是先天性眼球震顫。

精密記錄眼球震顫 辨識出有問題的地方

在檢查用機器已經大為進步的現代，**眼睛的檢查在暈眩及平衡問題的臨床現場依然占有非常重要的地位**。不需要相當複雜或者高價位的機器或裝置，就算是門診也能夠輕鬆執行，也不會造成患者的痛苦。

首先會進行「注視靜止目標的檢查」，就是請患者輪流注視幾個靜止的目標物體。比方說看著右邊的時候，眼睛往右邊移動就發生震顫現象，是腦幹或小腦發生

與眼睛相關的特殊檢查

注視狀態下的檢查

「注視靜止目標的檢查」是請患者依序注視右、左、上、下方向約 30 度的靜止目標物；「注視運動目標的檢查」則是請患者用眼睛追著左右等速緩慢移動的目標物，並且以 ENG（電波眼球震顫測定）機器用電波來測量且紀錄，辨識出到底是哪裡有問題。

裝戴特殊眼鏡進行檢查

請患者戴上「Frenzel 眼鏡」，醫師就可以在患者眼睛擴大的狀態下觀察眼球震顫。這樣就能夠發現極細微的異常。另外也有些醫療機關是使用紅外線 CCD 攝影機來檢查。

以溫度刺激來檢查眼球震顫

在內耳注入冷水，施加溫度刺激引發暈眩，根據眼球震顫的方式來檢查內耳功能。

觀看運動物體時的檢查

請患者以數線條的方式看著圓筒上的線條。可以檢查是否發生視覺運動性眼球震顫。

問題時會出現的症狀。接下來「注視運動目標的檢查」則是請患者觀看並且讓視線跟著左右等速移動的目標物跑。如果小腦有問題的話，就沒有辦法以相同速度移動視線。這些會使用ENG（電波眼球震顫測定）的儀器來用電波進行測量和紀錄，能夠**相當精密檢查出眼睛運動失調**。

另外還有戴上特殊眼鏡的檢查、或使用紅外線CCD攝影機的檢查，就能夠發現更加細微的異常。

另外還有施加溫度刺激故意引發暈眩，藉此來檢查內耳功能；以及請患者觀看運動中的物體來確認是否會出現視覺運動性眼球震顫，診斷腦幹、小腦、大腦和內耳的機能。

對應

治療前 ④-3

有問題的是耳朵還是腦部？身體平衡感檢查

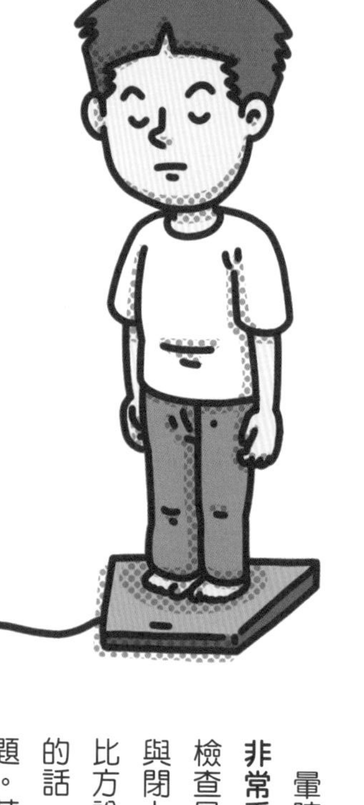

不能單純只是找出背景因素也要確認疾病的嚴重程度

暈眩的診斷上，**調查身體平衡感的檢查也是非常重要**的。前往門診的時候能夠輕鬆執行的檢查是兩腳站立及單腳站立，分別在張開眼睛與閉上眼睛的情況下能夠維持多少平衡狀態。比方說若是閉上眼睛且能夠單腳站立維持平衡的話，那麼應該就沒有什麼過於嚴重的平衡問題。若是兩腳直立而張著眼睛凝視某一點的時候身體會有比較大的晃動，那麼腦幹或小腦就可能有問題。這些會在地面及平台上進行檢

身體平衡感檢查能夠得知的事情

直立檢查 → **能夠得到訊息確認是腦或內耳哪個部分有病變。**

張開眼睛、兩腳直立的時候身體晃動很大，那麼就有可能是腦幹或小腦出現問題。閉上眼睛、單腳直立若能夠維持平衡，那應該就沒有重大平衡問題。

踏步檢查 → **能夠得到訊息確認可能是身體的某一邊或者兩邊出現病變。**

眼睛閉上的狀態下踏步，如果偏向左邊或右邊，那就是身體的某一邊出現病變。如果會晃動，那就有可能是腦部或兩耳，也可能是兩者都有病變。

→ **用來尋找病變的線索。**
有時候會受到肌肉等感覺器官影響。

測。

另外還會請病患在原地踏步，一樣在睜開眼睛和閉上眼睛兩種狀態下確認是否維持平衡狀態。比方說閉上眼睛的時候如果身體會偏向左邊或右邊，那就可能是身體的某一邊有疾病。如果身體會晃動，就可能是腦部又或兩耳疾病，又或者兩者都生病了。**這稱為重心動搖，機器會記錄腳底的動作來作為檢測的資料**。像這樣調查身體平衡感的檢查，可以縮小有問題的範圍可能性，也能夠幫助醫師確認病患的平衡問題嚴重度。在門診的時候就可以進行，不會花費太多時間。

另外也能夠活用在自我檢查方面，不過還請記得這也會跟肌力等平衡器官以外的東西有關。

對應

治療前

④ -4

暈眩檢查中不可或缺的診斷基本就是聽覺檢查

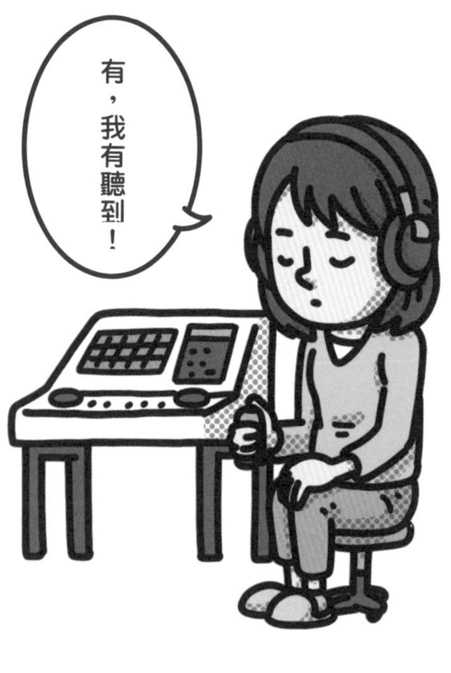

找出有問題的地方 用來確認治療效果也很有效

引發暈眩的疾病，很多都會伴隨耳鳴或重聽。聽覺系統和平衡系統都是內耳的功能，**調查有沒有發生聽覺問題，對於診斷暈眩與平衡障礙是非常重要的**。

關於聽覺障礙，有幾點要特別注意：①暈眩病例中有些會有聽覺障礙，但是有些沒有；②如果聽覺障礙非常輕微，病患可能沒有自覺。③在內耳感覺器之後到達大腦為止的聽覺路線障礙，不會覺得聽起來有問題，需要經過特殊

聽覺檢查能夠得知的事情

使用聽力計進行檢查 → **判斷是「傳音性重聽」、「感音性重聽」或是「混合性重聽」。**

耳廓到耳小骨這段傳遞聲音部分出現問題就是「傳音性重聽」；內耳到腦部這些感受聲音的部分出現問題就是「感音性重聽」，兩者混合的情況就是「混合性重聽」，可以辨識出是哪一種重聽、也就是發生疾病的場所是哪裡。患者需要回答「有聽見」、「聽不見」。

ABR（腦幹聽力誘發反應） → **也會用來檢查新生兒或嬰幼兒。**

聽力計需要患者的回應，但是 ABR 可以在睡眠狀態下從螢幕確認病患對聲音的反應，辨識出引發重聽的問題到底在哪裡。包含神經性質的疾病在內，也會用來作為監控腦幹腫瘤或挫傷、變性、發炎等病況程度。

檢查才會發現。

重聽有不同症狀（分為「傳音性重聽」和「感音性重聽」，也有「混合性重聽」），利用聽力檢查確認發生問題的場所以及嚴重度。比方說可以使用能夠發出聲音的聽力計，辨識出是中耳或者內耳疾病造成聽力問題。另外還有ABR（腦幹聽力誘發反應）是調查腦波來進行檢查。

耳鳴的檢查則是藉由變更聽力計發出的聲音種類，來找出耳鳴的大小與頻率。除了能推測出疾病因素，對於確認治療效果來說也相當有幫助。

對應

治療前⑤

在前往醫療機關前可以自己執行的應急措施

腦部問題的症狀很多 如果意識出現問題就立即就診

如果突然發生甚至讓你站不起身的劇烈暈眩，而且還有耳鳴、重聽、頭痛、作嘔感、嘔吐等症狀的話，我想你應該也會判斷自己要馬上前去醫院。如果是因為腦部問題引發暈眩的話，有時候可是一刻也不得延遲。

首先，**如果是腦出血或者蜘蛛膜下出血等疾病的情況，在發生暈眩以前應該會有頭痛或者意識障礙**。不過**腦梗塞之類的疾病與梅尼爾氏症有著相似的症狀**，所以無法由病患個人進行

症狀輕微的暈眩 可以自己判斷的重點

重點 1 嚴重程度 急性期 亞急性期 慢性期

如果是暫時性的暈眩，也可以選擇觀察後續情況，過一陣子之後重新檢查暈眩狀況（22～25頁），如果惡化就立即前往就醫。

重點 2 如果腦部產生病變就非常緊急

○發生暈眩之前有頭痛或者意識不清的情況

➡很可能是腦出血或者蜘蛛膜下出血，請盡速前往醫院。視情況直接叫救護車。

○毫無預警就發生暈眩

➡除了劇烈暈眩以外，同時發生頭痛、作嘔感、嘔吐等症狀的話，請盡速前往醫院。

去醫院之前的緊急處置

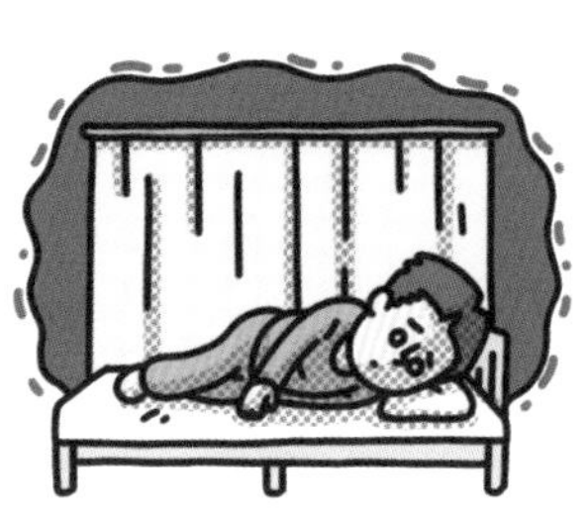

對應 ① **讓房間維持陰暗狀態後躺下**

關掉電燈、拉上窗簾讓環境變得陰暗，使心情比較沉穩些。

對應 ② **採取能夠減輕暈眩的姿勢**

把頭轉向暈眩會比較輕微的方向，收回下巴、張開眼睛看著一個固定的地方。

觀察一下狀況，如果暈眩情況還是很嚴重、又或者是完全沒有減輕，那就跟醫院商量是否該前往就診。

判斷。

另外也可以觀察肌肉的緊張狀態。暈眩發作時如果手腳會用力，那就有可能是內耳的疾病。相反地**若是手腳無力，那就要懷疑可能是腦部問題。就算輕微，只要意識出現一點障礙，那就可以認為比較有可能是腦部問題。**

在去醫院之前的緊急處置，是**到陰暗的房間躺下，採取能夠減輕暈眩的姿勢**。閉上眼睛很可能會讓暈眩更加嚴重，所以請**睜開眼睛凝視著一個地方**。

可能很難判斷要不要馬上去醫院，也可以打電話向醫院詢問。

對應

治療

① -1

治療基本使用藥物進行「雞尾酒療法」

背景因素並不一定只有一項
對症治療與根本治療並行

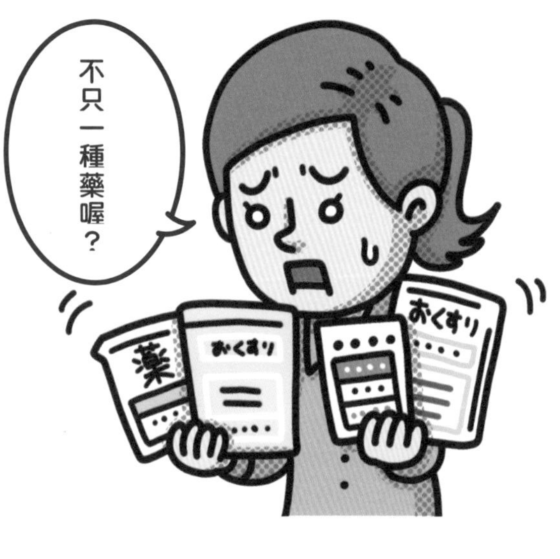

暈眩多數情況是暫時性、或者能夠自然治癒的。但因此就只進行當下的治療，結果又反覆發作、其實背後有其他疾病的話，病症很可能會逐漸惡化而成為重病。比方說**藥物療法中只使用鎮定劑、止暈劑、止吐劑等，其實並不合理。最重要的是結合調整血壓、改善循環、穩定自律神經等用途的藥物一併使用**。這種治療被稱為「雞尾酒離法」。

配合血管擴張劑、血流促進劑、精神神經穩

藥物處方之目的與特徵

對症治療 → **抑制暈眩或作嘔感等的藥物**

為了抑制症狀而開出的藥物。緩和症狀相當有效，但是沒有辦法改善造成問題的根本因素。

根本治療 → **針對問題因素的藥物**

主要目的是改善血流、血壓、精神神經、自律神經等引發問題的因素。配合疾病或症狀來搭配組合藥物。

要克服症狀，就要同時改善背景的好幾個因素。

定劑、自律神經調節劑、血壓的升壓藥或降壓藥等雞尾酒療法，**不管問題是出在耳朵或者腦部，都會有效**。特別是病患若反覆發生暈眩，也必須要安撫病患的不安。醫師在與病患建立信賴關係之後，再來決定藥劑的組合。

這時候特別需要注意的就是針對血壓開出的處方。在暈眩後幾天內，血壓有上升傾向。如果光靠該數值來進行判斷實在過於草率，有時必須配合血壓變動給予降壓劑等。比方說輕度的高血壓只有早上一次投藥，就還算合理。

對應

治療

① -2

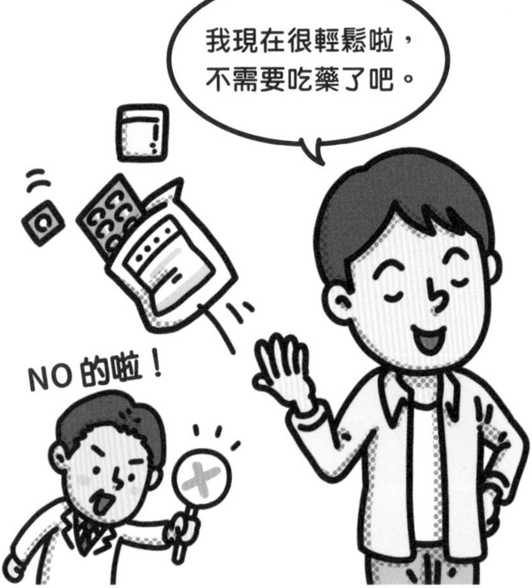

為了避免「下一次暈眩」需要持續使用藥物治療及觀察後續情況

藥物一方面是對症下藥一方面也是為了根治

在服用降血壓藥或升血壓藥的時候必須要多加小心。有時候也會因為血壓變動而引發暈眩。**不管是升血壓藥或者是降血壓藥，端看服用次數或者時機，極端點來說有時候可能反而會引發暈眩**，因此還請按照醫師指示服用。

最希望大家特別留心的，就是**不可以自己下判斷決定不再繼續服用藥物**。為了克服暈眩，第一是要改善生活習慣，第二是自我節制，三四為藥物，第五則是復健。

為了避免下一次暈眩 該這樣面對藥物

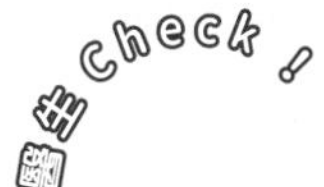

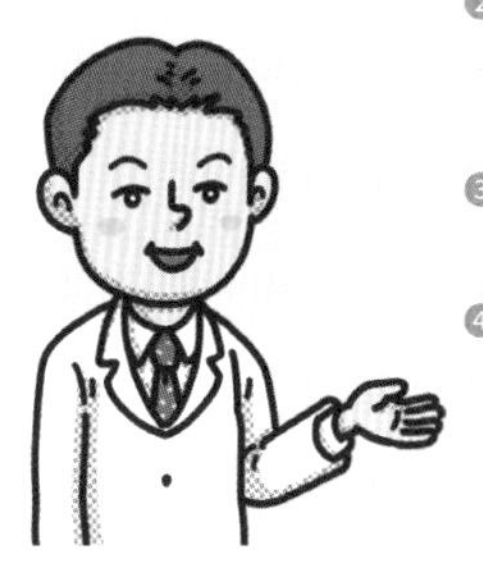

請在醫師指導下正確理解藥物！

❶ 次數、時間帶、其間等請按照醫師指示持續服用。

❷ 如果出現想睡覺、發癢等副作用的話，請不要自行判斷停藥，而是和醫師商量。也要事前請醫師說明藥物副作用。

❸ 升血壓藥和降血壓藥等與血壓有關的藥物，請小心服用時機。

❹ 便祕藥和瀉藥等，請和醫師商量後依指示使用。

就算是「目前的暈眩」已經得到改善，也不表示能夠完全避免「下一次的暈眩」。在克服暈眩之前，必須要謹記仍然是處於黃燈階段。**內服藥治療方面，如果是內耳造成的暈眩，通常預想是從發作起會持續一個月左右；如果是大腦造成的暈眩，則必須持續投藥大概六個月左右。**

另外可能有人會擔心藥物的副作用，但其實也有些影響比較小的藥物。請好好聆聽主治醫師的說明然後服藥。屆時應該也會同時說明不要服用哪些藥物比較好。比方說便秘藥或瀉藥等。

對應

治療 ②-1

在後續治療前的緊急處置 暈眩急性期的治療

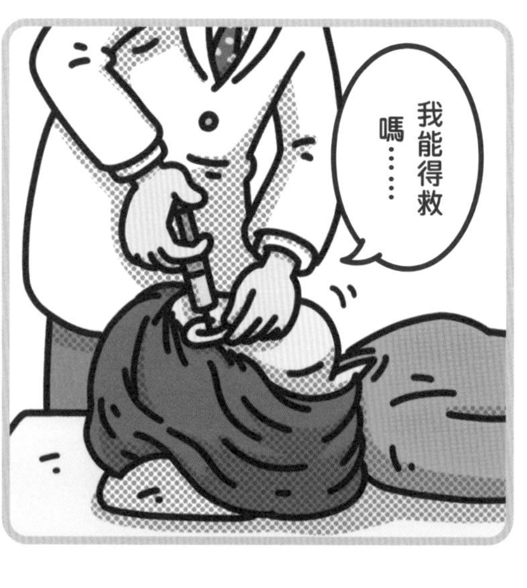

在耳中注入冷水 阻止暈眩發作

先前已經說明，為了找出背景因素然後克服暈眩，必須經過問診與檢查。不管是哪種暈眩，這都是共通的事項。不過若是發生急性暈眩，被送進急診室的話，那就沒有時間好好問診了。

這種情況下，醫師會先看眼睛。不管是內耳有問題，或者是腦幹或小腦的問題，一開始一定會有一邊的眼睛發生眼球震顫現象。眼球震顫會緩緩移動到另一邊，回來的時候則是倏地

緊急處置之後尋找下一步治療方法

○為了進行適當診療，先停下暈眩與眼球震顫的好處

①患者會產生安心感，能夠產生對醫師的信賴關係

針對急性期暈眩的處置，首要就是維持心靈平靜。盡可能避免光線或聲音的刺激，不要動到頭，讓病患以輕鬆的姿勢休息。

②在停下暈眩和眼球震顫的時候問診

在暈眩治療當中，實在沒辦法跳過問診的步驟。在病患心靈平靜的時候問診，收集檢查和治療需要的相關資訊。

③準備下一步治療的選擇

如果能夠辨識出是內耳或前庭系統的疾病、還是腦部疾病，那就使用可以維持安靜的藥物或靜脈注射，有時候也能讓病患更加安心。

回到原位。**眼球震顫過去的那邊耳朵灌入冷水以後，因為會引發暈眩和眼球震顫，由於這樣的反動就會使眼球震顫馬上停下來。**另外若是小腦或腦幹有問題，就會發生上下震動的垂直性眼球震顫，如果往下震動，那就要同時在兩耳注入冷水。

在暈眩停下來的時候就要趕快進行問診。醫師同時做好檢查和治療的準備，這樣能夠讓患者感到安心。同時也可以建立起病患與醫師之間的信賴關係，也能更有效進行治療。

另外也可能會使用藥物或靜脈注射、鎮定劑或安眠藥等，讓患者能夠好好靜養。

對應

治療 ②-2

克服為止的線路圖，會因為背景因素與疾病而有所不同

問依序進行問診、檢查診斷、治療而治療也包含預後及預防

引發暈眩的問題是在內耳或者腦部，當然會造成醫療機關在治療方針、內容上有所不同。共通的就是問診與檢查診斷、治療以及防止再次病發的照護及預防，這就是克服暈眩為止的過程。另外就算是內耳的問題，有些會使用藥物治療並且觀察後續情況，但有時候也會在門診或者住院進行物理治療。治療內容會從101頁開始解說。

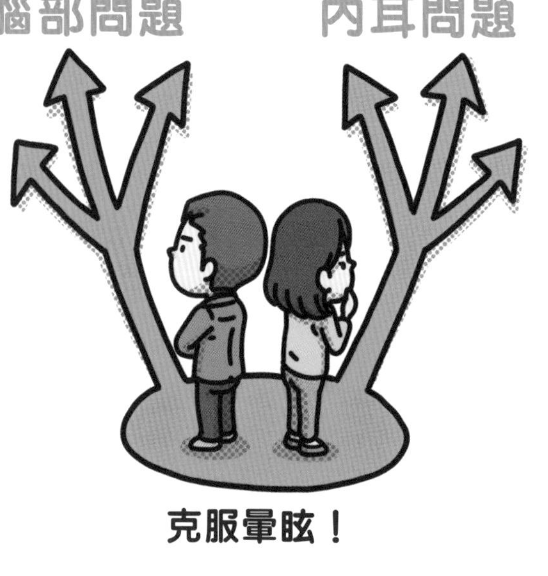

暈眩從就診到治療、預防及照護的流程

問題發生在內耳或者腦部的情況下，
當然治療內容也有所不同，
不過要克服暈眩的流程大致上是差不多的。

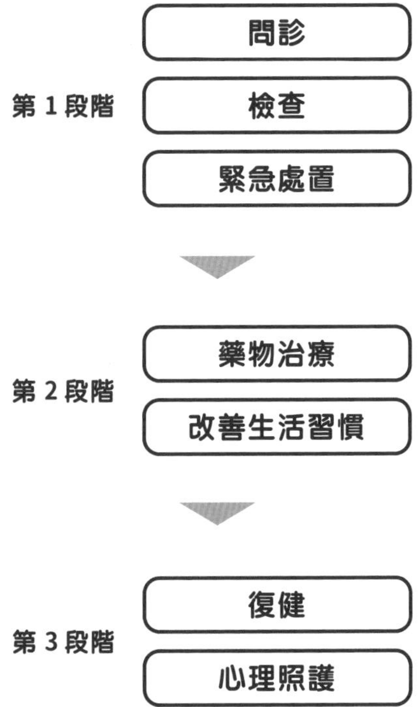

【補充事項】
- 會由於背景因素的內容和數量、疾病而有所不同。
- 也有些病例會同時治療內耳及腦部。
- 如果是內耳有問題，有時會在第二階段之後觀察後續情況。

對應

治療

③ -1

為了預防復發的暈眩慢性期內耳根本療法

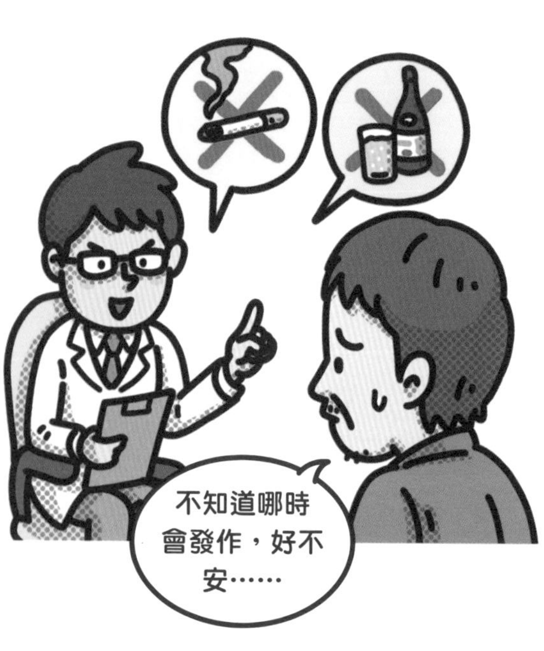

內耳很少動手術 多半是藥物治療以及物理治療

內耳發生問題的慢性期暈眩，通常會結合使用藥物治療、物理治療、手術、復健治療、生活指導等進行治療同時防止復發。另外，為了應對壓力及身心疲憊問題，也會進行身心醫學及精神醫學的治療。病患會有種「不知何時會發作」的不安感，因此去除他們這樣的煩惱也非常重要。

使用藥物治療如前所述，會以「雞尾酒

暈眩慢性期治療分歧眾多

○治療主要範例

藥物治療

結合血管擴張劑、血流促進劑、精神穩定劑、精神神經穩定劑、自律神經調節劑、升血壓藥、降血壓藥等。對於內耳或腦部的疾病也有效。

鼓室內注射

如果是耳朵造成的暈眩，可以抑制內耳將異常興奮傳達到大腦，藉此減輕症狀。這是一種將藥物注射到內耳裡的方法，要觀察症狀情況多次執行。

垂直牽引治療

如果是頭頸部外傷後遺症（揮鞭症候群）的話，可以使用專用機器以施加重量的皮帶拉動脖子，放鬆頭頸部位。

復健治療

體操、平衡、步行訓練，肌肉及骨骼復健、VR 復健、神經刺激等。

外科性治療

可能會進行內耳手術摘除、頭部及頸椎外傷手術等。

日常生活指導

生活習慣、飲食、運動、排除壓力的方法等，指導病患關懷自己的身心。

治療」尋求最佳效果。另外內耳的病例通常不太會進行手術，而是將藥物注射到內耳、也就是以鼓室內注射（參照112頁）為主，將效果提升到最高。這樣可以抑制內耳將異常興奮傳達到腦部，藉此減輕症狀。

物理治療方面比方說若是頭頸部外傷的後遺症（又稱為「揮鞭症候群」）造成暈眩的話，除了藥物治療以外，有時也會進行垂直牽引治療。這樣一來能夠讓產生後遺症部位的緊張狀態得以放鬆。

治療和預防必須同時進行，復健治療除了要預防復發以外，在確認治療效果方面也很重要。生活指導在第3章會有詳細解說。

對應

治療
③ -2

消除內耳問題造成的暈眩 鼓室內注射治療

可以在門診進行治療！減輕暈眩症狀

如果由於內耳問題而引發的暈眩，以前並沒有確立治療的方法，可能會請病患住院或者進行手術。**後來開發出能夠在門診就進行，而且效果也相當好的治療方法，就是鼓室內注射。**

由於會使用黏膜麻醉藥物或者水性類固醇藥劑，因此又稱為「類固醇注射治療」。有些人可能會擔心類固醇的藥物毒害，但在非口服或點滴使用的情況下，作為外用藥劑是沒有相關問題的。

將藥物注入到中耳的構圖

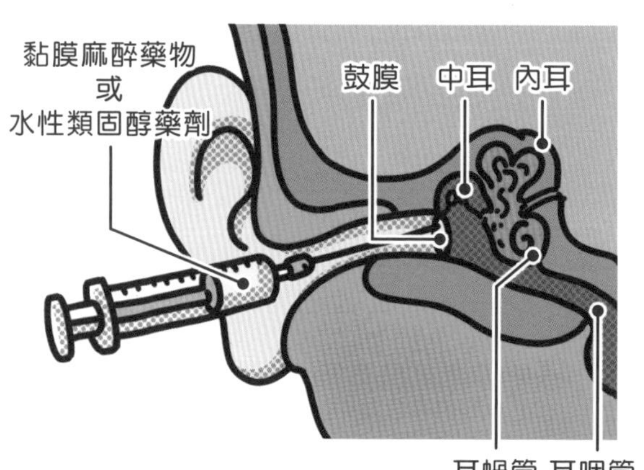

水性類固醇藥劑的效用

※ 引用自川越耳科學診所的治療結果

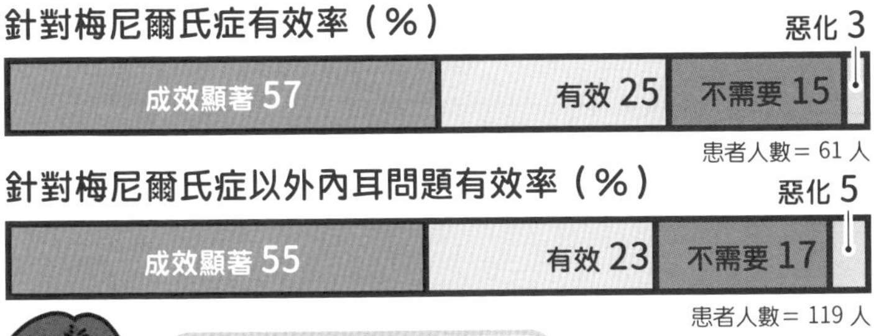

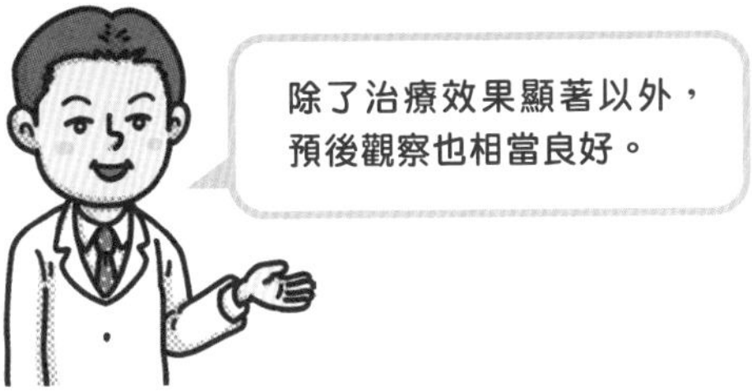

針對梅尼爾氏症有效率（%）
惡化 3
成效顯著 57
有效 25
不需要 15
患者人數＝61 人
針對梅尼爾氏症以外內耳問題有效率（%）
惡化 5
成效顯著 55
有效 23
不需要 17
患者人數＝119 人

除了治療效果顯著以外，
預後觀察也相當良好。

有能夠抑制內耳異常興奮傳遞到大腦的效果。可以減輕暈眩。耳鳴或者耳朵被蒙住的感覺也得以改善。效果如上圖所示，相當顯著。

治療方法是先用針筒緩緩將水性類固醇等藥物注射到鼓膜內側。然後讓沒有注射藥物的那邊耳朵朝下，並且讓病患躺一會兒。如果兩邊都注射藥物的話就仰躺。這樣就算進行了一次治療。這樣**可以改善內耳的血流、促使耳朵抵抗發炎，也就能夠減輕暈眩症狀**。

一星期大概做1～2次為一組，共計治療3～4組為一個循環。另外此治療在日本國內每個行政地區可使用的醫療保險不同，這方面還請詢問當地醫療機關。以本院來說，會合併使用藥物，根據暈眩狀況調整治療方式。

對應

治療 ④

防止暈眩、重聽、耳鳴 梅尼爾氏症的治療

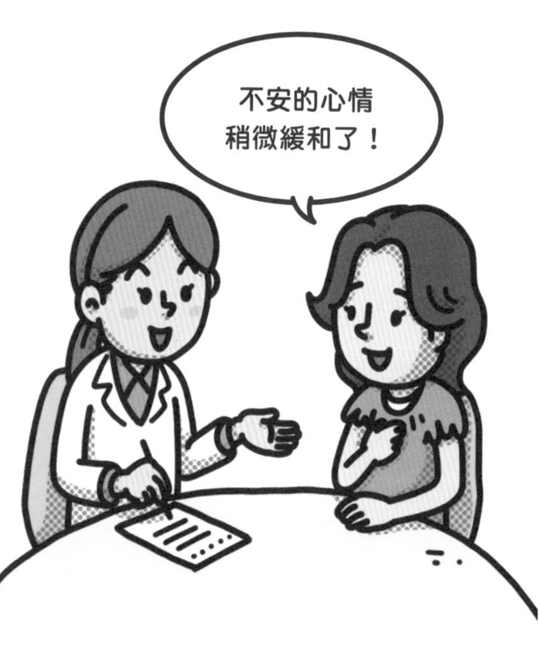

減輕暈眩 防止耳鳴或重聽慢性化

梅尼爾氏症的治療在專業醫師之間也有些混亂。有些情況下會被放著不管，也有可能只發作一兩次就被送進手術室。然而手術後也有就此喪失聽力的病例。

梅尼爾氏症治療的目的，是防止暈眩發作以及阻止耳鳴和重聽慢性化。大多數情況下這個疾病是由於壓力過大以及自律神經失調而發作的，所以治療要從減緩壓力開始做起，**心理諮詢以及藥物治療（雞尾酒療法）是有效的**。這對

梅尼爾氏症治療流程

❶ 針對壓力及不安的應對

以心理諮詢及藥物治療（雞尾酒療法）來緩和壓力、消除不安。

❷ 進行鼓室內注射治療

在門診注入類固醇藥劑等，如果沒有效果就住院治療，減輕暈眩、耳鳴及重聽。

❸ 進行手術（最終手段）

切開耳後的骨頭，讓內淋巴囊的淋巴液不會堆積太多，防止暈眩發作。手術後需要住院。

➡ 目的① **減輕暈眩症狀**
目的② **防止耳鳴及重聽慢性化**

於排除患者因為「不知何時會發生暈眩」的不安相當有效。

接下來的治療就是鼓室內注射（112頁）。在門診（也有可能需要住院）治療中大多數都能夠減輕暈眩、耳鳴和重聽。

手術是這些治療方法都沒有效果時的最終手段。大多數會選擇執行的手術是「內淋巴囊減壓手術」。這個手術是將耳朵後面的骨頭切開來，讓內淋巴囊的淋巴液不會累積過多。但是這個手術也沒有辦法根治梅尼爾氏症。

對應

治療 ⑤

若為心理因素 則需要精神神經科或者身心科

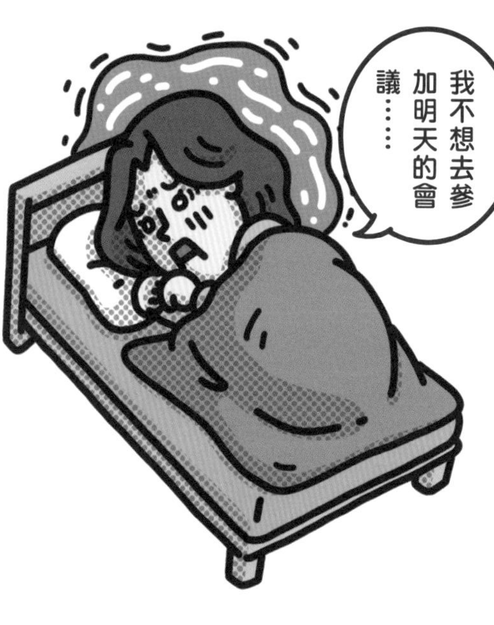

確認心理狀況 探詢與暈眩的關聯性

最先想告訴大家的，就是即使接受CT檢查或MRI檢查後得到「無異常」的結果，也不能就馬上判斷是心理因素造成的。還請理解**必須要經過問診並進行適切檢查（身心醫學性質）之後，確認是精神性的暈眩之後才做相關治療**。

當然，幾乎所有障礙都會出現精神上的問題，這也和接下來我們要解說的治療方式有關係。

如何應對精神問題造成的暈眩

病例
① 在身心科或精神神經科等處進行治療

進行心理諮詢、藥物治療或認知行動治療等專業治療，目標是恢復病患的精神狀態並且使其回歸正常生活。

病例
② 自我照護、自身改善

由於自律神經問題引發的輕飄飄浮動性暈眩，可以藉由消除壓力、改善生活習慣和飲食等方法，導正自律神經紊亂狀況來改善暈眩。

與內耳相關的暈眩要聯合耳鼻喉科；與精神問題有關的暈眩要與身心科合作治療，也希望病患能夠努力自我照護。

本院會請身心科協助進行治療。目前由於工作、家事或育兒等事情而背負過度壓力的人越來越多，而孩童也會出現相同的情況。另外就算說是精神因素的影響，也沒辦法視作單一情況。**端看暈眩伴隨的是不安症狀、恐懼症狀或者憂鬱症等等，每種疾病對應方式都不盡相同。**也有一些病例甚至必須和暈眩切割開來好好面對該疾病。這時候就要遵循心理諮詢或者專業醫師的指導。

要特別注意的是，暈眩的背景因素並不一定只有精神問題。也有一些病例有是失眠、循環不良、血壓不穩、動脈硬化等問題。

對應

治療⑥

通往克服的道路 最尖端的復健療法

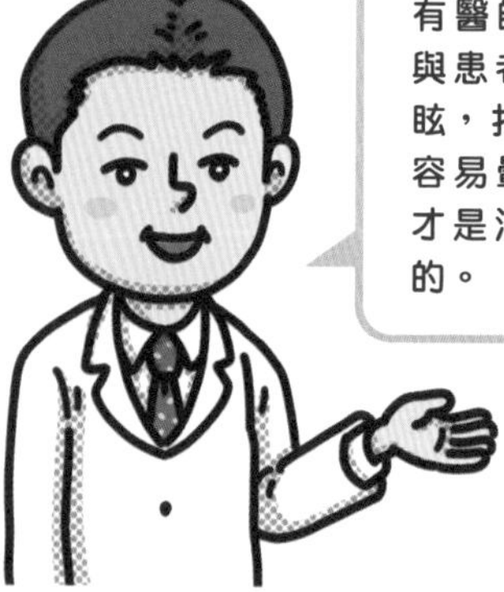

復健也是治療的一環。治療並不是只有醫師來做就好，與患者一起克服暈眩，打造出一副不容易暈眩的身體，才是治療的最終目的。

提高平衡器官的前庭功能 鍛鍊身體的感覺器官

要克服由於平衡感異常引發的暈眩，**提高平衡器官也就是前庭（內耳）的功效是非常有效的**。另外還要**鍛鍊腳底、頸椎、眼睛等感覺器官**。這稱為復健療法。復健通常會在物理治療師或職能治療師的指導下進行，但有些復健的內容也可以個人自己執行。還請在改善生活的同時進行。

暈眩復健的流程圖

復健的內容、強度和期間會隨症狀而有所不同。
雖然也有個人差異，不過確實能夠走向效果。

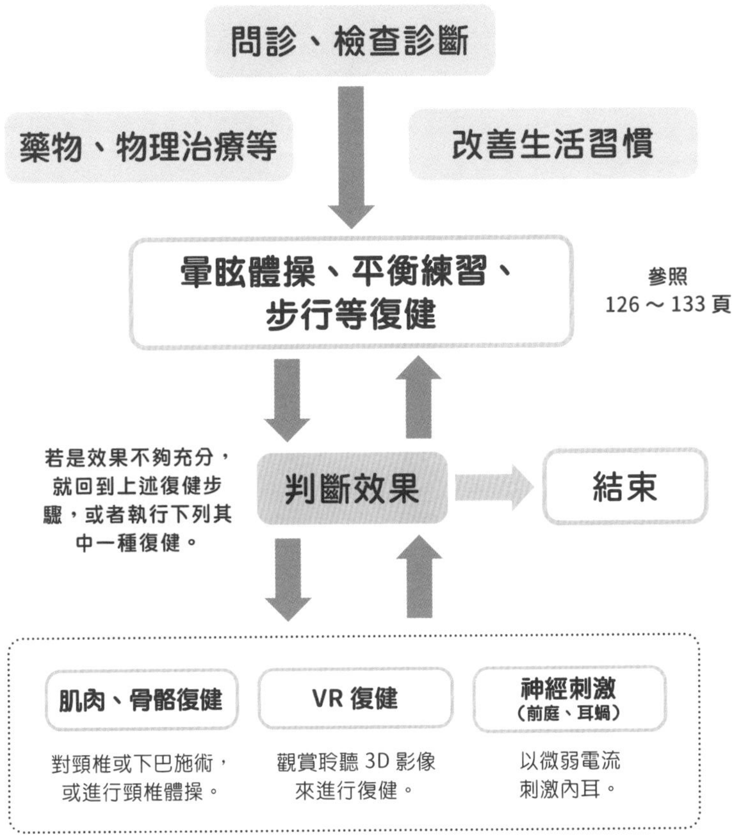

問診、檢查診斷

藥物、物理治療等

改善生活習慣

暈眩體操、平衡練習、
步行等復健

參照
126 ～ 133 頁

若是效果不夠充分，
就回到上述復健步
驟，或者執行下列其
中一種復健。

判斷效果

結束

肌肉、骨骼復健

對頸椎或下巴施術，
或進行頸椎體操。

VR 復健

觀賞聆聽 3D 影像
來進行復健。

神經刺激
（前庭、耳蝸）

以微弱電流
刺激內耳。

※ 此為本院復健治療流程。

關於暈眩的小故事 3

什麼時候
該叫救護車？

不管是什麼疾病或者受傷，都很難判斷是否該叫救護車。有些病例其實根本就不需要救護車，但也有些是會讓人後悔為什麼當初沒有叫。那麼若是發生暈眩的時候又該如何呢？

若是發生失去意識的情況，旁邊的人請務必幫忙叫救護車。大多數情況這都是腦部出現問題。另外，如果頻繁嘔吐的話也要做出同樣的判斷。除此之外，若出現頭痛、麻痺、痙攣、頭或身體的半邊感覺異常等神經性質的症狀，那麼不管是內耳或腦部，總之一定是有地方出現血管問題，應該也需要叫救護車。

另外在半夜或凌晨時發生的暈眩也要多加注意。梅尼爾氏症幾乎都是發生在白天的時候。如果是暫時性的暈眩，那麼應該可以判斷觀察一下後續情況。另外，如果改變頭部姿勢就能停下暈眩的話也是這樣。

若為內耳有問題，那麼到了負責接收救護車患者的醫院以後，也可能會轉送到耳鼻喉科去診療。不過若是腦部有問題，尤其是懷疑可能是腦出血的時候，就會被送到ER（急診室）去。還請小心不要因為是暈眩就做出直接送到耳鼻喉科的輕率判斷。

若是不知該如何判斷，在日本可以撥打「急救安心專線（#7119）」商量。

第3章

日常照護與預防

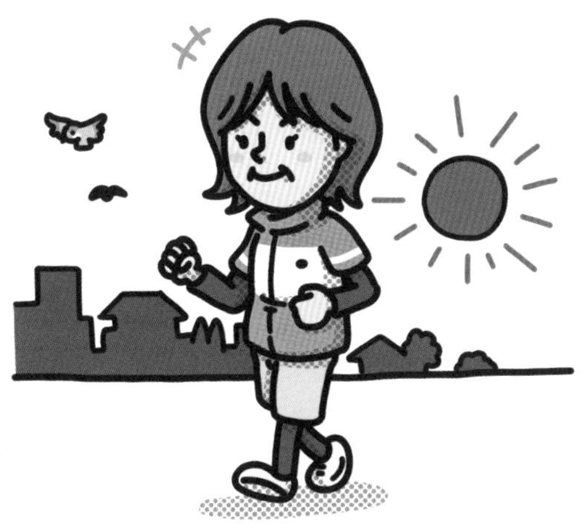

除了暈眩以外，所有疾病都不是靠醫師和藥物治癒的。基本上當事者（患者）本人的努力不可或缺。重要的是預防疾病，而改善生活習慣與自我節制能夠得到一定效果。

自我

照護與預防 ①

防止暈眩的個人心理準備

個人應該要有的覺悟

①發誓盡最大努力

必須有「自己的健康要自己守護」的自助意識。生活能否改善全靠自己。

②遵循醫師指示

除了服用藥物以外，必須自我節制、忠實執行改善生活的指導內容。

③長期作戰

就算症狀減輕也不表示疾病已經痊癒。預防「下次會發生的暈眩」是需要長期作戰的。

改善生活習慣與自我節制「健康要自己守護」

據說與其他國家比較起來，日本認為「藥物萬能」的人比較多。當然治療暈眩的時候會使用藥物、也會得到效果，但並不表示這樣就能夠解決一切問題。

要克服暈眩，最重要的**首先是改善生活習慣、第二是自我節制、三與四是藥物，第五則是復健**。當然，並不是只靠醫師治療就能夠克服。就算是找到暈眩的背景因素並且進行治療，如果又打造出疾病的成因那就毫無意義

自己的健康自己守護！

○治療途中放棄的病例

中止服用藥物

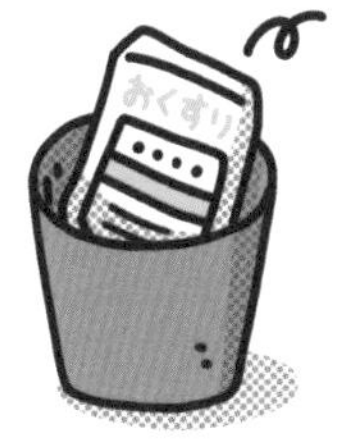

就算是不再發生暈眩症狀，也必須要應對「下次可能會發生的暈眩」。

無視醫師指示的生活方式

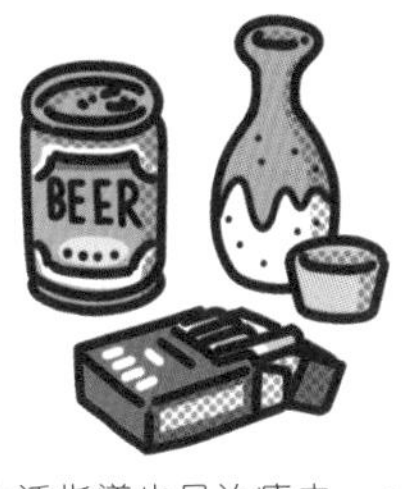

生活指導也是治療之一。要有自覺遵守指示是一種「責任」。

精神上感到疲憊

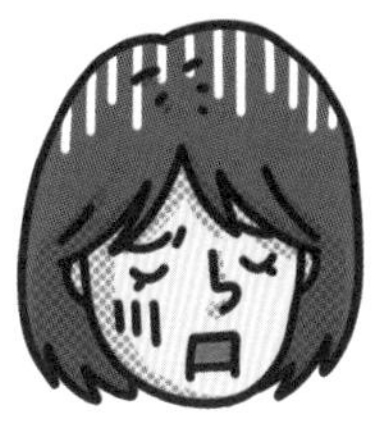

如果覺得有精神上的問題，就要與心理諮詢師或醫師討論，接受適當的藥物和指導。

了。換句話說，如果一直過著會誘發疾病的生活，那麼無論過了多久都沒辦法恢復健康的。必須要有「健康要自己守護」的自助意識，並且要往這方面努力。也就是**改善生活習慣與自我節制**。

這並不僅限於暈眩問題，而是與許多疾病息息相關的。要做到不會引發暈眩的照護與預防，其實也可以說是所有疾病的預防方式。但是，若為了改善生活習慣又造成壓力的話那就得不償失了。

下頁起會解說適當的改善方式。

自我

照護與預防②

早上、中午、晚上都要意識改善生活習慣的建議

美味用餐、舒暢排便及適當運動促進血液循環

生活型態會有個人差異，但請把一整天區分為早上、中午、晚上來重新審視。起床和就寢時間並沒有明確規範。然而**最重要的要點是飲食及運動**。

飲食的關鍵字是「美味用餐、舒暢排便」。便秘會造成血液循環不良，是暈眩的大敵。另外有時候會透過耳鼻喉科動手術，若是為了止血而用藥卻又濫用便祕藥的話，很可能會在手術後引發意外的出血。為了要能夠舒暢排便，

早上

- 體操&散步
- 喝溫開水、海洋深層水、牛奶等
- 吃納豆和水果
- 留心舒暢排便
- 需要降血壓劑的人要吃藥
- 注意在電車或公車上要站著

中午

- 午餐留意只吃八分飽
- 點心要在3點前
- 要有輕鬆運動
- 休息中也姿勢不要東倒西歪

晚上

- 喝一杯水、用溫水泡半身澡
- 在浴缸裡按摩小腿
- 晚餐少吃鹽份、油、肉類，只吃八分飽，就寢前三小時要吃完
- 不要忘記吃藥
- 睡覺前喝一到兩杯冷水
- 睡覺前或半夜排尿的時候要按摩小腿

飲用含有豐富礦物質的海洋深層水，同時攝取有大量食物纖維的蔬菜，是非常有效的。另外**容易招致肥胖的飲食也會阻礙血液循環，還請盡量避免。**

運動的目的是為了幫助心臟的功效。**用呼吸會稍微加速的速度來快走，送往全身的血液量就會增加。**這也可以預防高血壓、低血壓以及動脈硬化。也很推薦大家做能夠鍛鍊平衡感的訓練運動。

除此之外，也應該要留心泡澡以及悠閒度日的生活方式。另外也有必須要自我節制的事情，下一頁會有詳細解說。

自我

照護與預防③

幫助心臟功效 每天都要走路

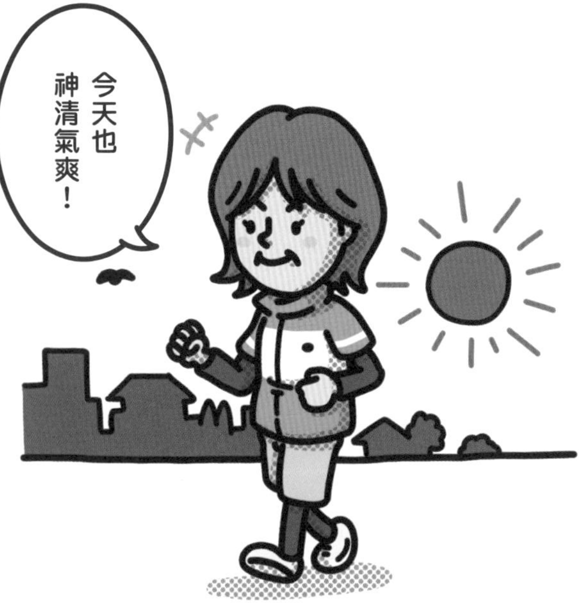

增加全身血液量 調整自律神經平衡

運動能夠增加送到全身的血液量。心臟的功用是把血液送出來的幫浦，但是要讓腳尖的血液流回去、以及把血液送到頭部等違反重力的工作，是一種很大的負擔。而**心臟的工作效率會在某個程度的年齡以後緩緩下降**。只要稍微走快一點，就會開始喘氣。這樣一來身體就會需要血液。這就是增加血液量的機制。另外，**運動也具有能夠將血液裡的中性脂肪或膽固醇轉為良性的效果**。

散步建議早上去

優點 一天 1 ～ 2 次打造生活節奏

刺激自律神經可以提高內臟運作功效。沐浴在日光下也能讓精神穩定。

走路方式 20 ～ 30 分鐘內快走

以大概會稍微喘氣的速度走一定的時間。這樣一來就能夠增加送往全身的血液量。

注意事項 注意氣溫對策及水分補給

防曬及防暑對策、還有防寒。也不要忘了補充水分。運動前要做準備體操。

為了要一天能散步兩次，早上就去一次比較好！

簡單來說大概是一天1～2次，一次散步約20～30分鐘。尤其是**早晨散步還能夠提升自律神經的運作**。內臟的運作多半是靠自律神經來控制的。自律神經包含活動模式的交感神經和休息模式的副交感神經，**白天是交感神經佔了優勢，14點以後就是副交感神經會慢慢取得優勢，這樣的平衡是非常重要的**。

另外沐浴在晨光當中，也能夠讓身體形成血清素，這除了可以穩定心神以外，到了晚上會被活用來生成褪黑素，具有促進睡眠的作用。

自我

照護與預防 ④

要加入能鍛鍊平衡感的輕鬆運動

可以鍛鍊平衡感也能改善脊椎彎曲

耳石跑到三半規管裡造成的暈眩，可以靠著鍛鍊平衡感來排除。當然我們沒辦法鍛鍊耳朵裡面，不過可以訓練腰腳和眼睛。另外本院開發出來作為浮動性暈眩的復健治療體操，也能夠**一邊建立平衡感，同時導正以頸椎為主的脊椎彎曲**。在臨床現場有非常好的效果，也可以加入日常生活。

運動視線及脖子的「暈眩體操」

1 快速橫向

坐在椅子上，伸直兩手展開與肩同寬。交替看左右拇指。

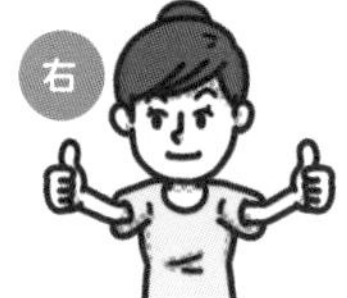

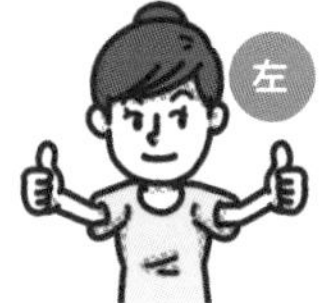

2 快速縱向

將右手舉高、左手前伸，交替看上下拇指。

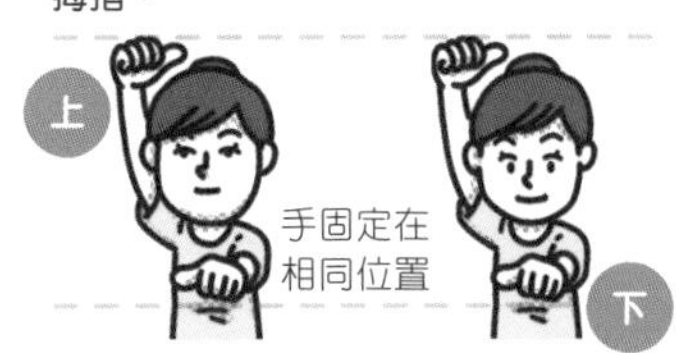

3 緩慢橫向

用左手壓著下巴固定，將右手緩緩左右移動。用眼睛追著右手大拇指跑。

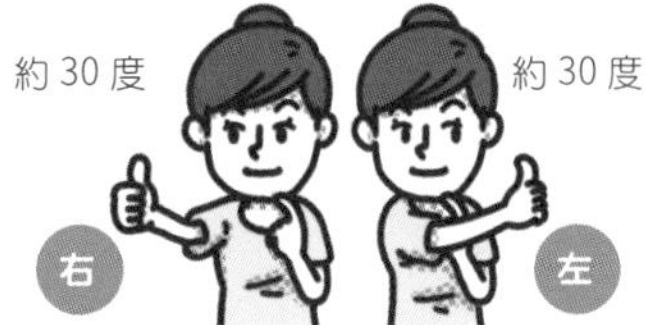

4 緩慢縱向

和3採取相同姿勢，緩緩上下移動右手。視線慢慢追著右手拇指跑。

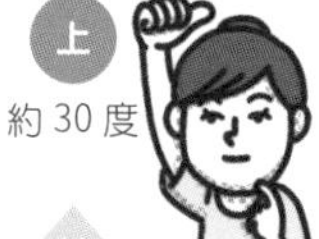

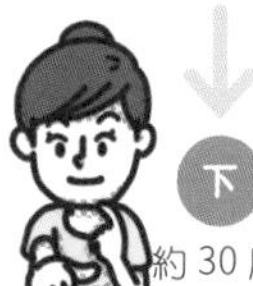

5 回頭

將手腕從身體正面伸出去。正視著拇指，然後讓頭部往左右轉動 30 度。

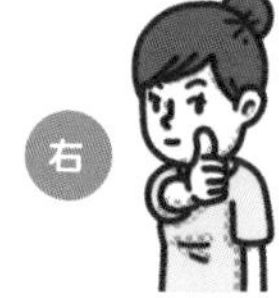

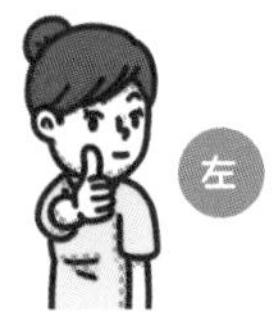

6 上下

將身體從身體正面伸出去。正視著拇指，然後讓頭部往上下轉動 30 度。

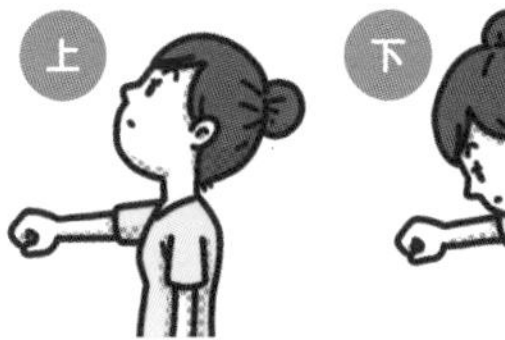

【重點】

● 1～4
- 頭不要動。
- 各做 20 次，出聲數做的次數。

※ 插圖是慣用右手者。

● 5、6
- 有一點點暈也不要中止。
- 視線不要離開拇指。
- 各做 20 次，出聲數做的次數。
- 1 秒大概來回 1 次。

引用：編輯自橫濱市港紅十字會醫院耳鼻喉科執行的復健運動

暈眩體操 5 步驟

訓練平衡感，矯正身體扭曲。
提高平衡功能，由五個步驟構成的體操。
每個步驟早晚各做一組，晚上在睡覺一到兩小時前做。

步驟 1 毛巾踩踏體操

有許多感覺接收器的腳底以不安定的狀態來刺激，培養平衡感。

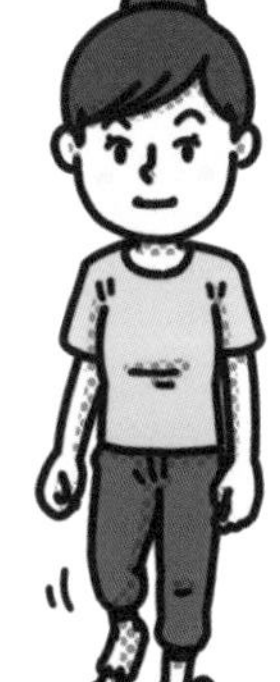
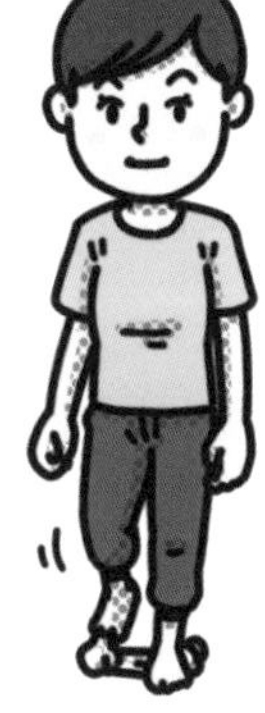

將毛巾兩端打結，橫放在地板上。

讓腳底踩在結上，踩踏一分鐘（或者左右各 50 次）。

步驟 2 毛巾體操

改善脖子活動、提高其柔軟性，改善血液循環。

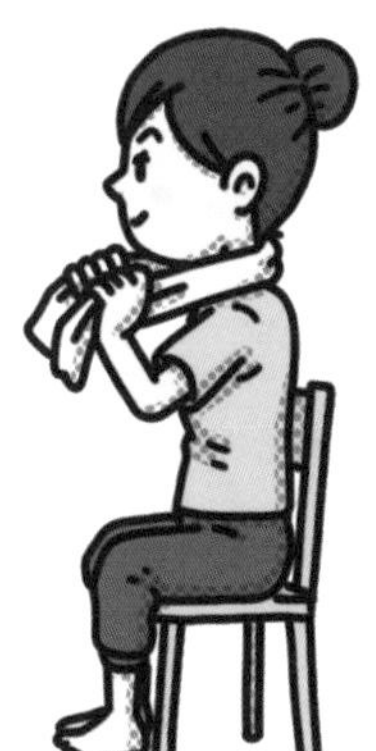
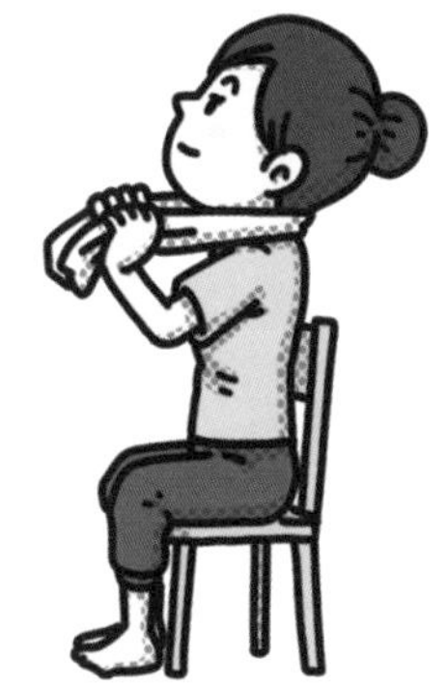
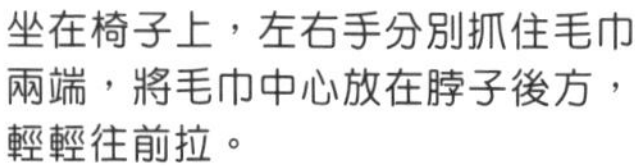

坐在椅子上，左右手分別抓住毛巾兩端，將毛巾中心放在脖子後方，輕輕往前拉。

以毛巾中心作為支點仰頭，然後回到原位。重複這個動作 10 次，注意背部不可以縮起來。

步驟 3 背骨體操 Level 1

以頸椎為中心矯正脊椎彎曲、改善血液循環。
身體不適的時候請避免此動作。

❶

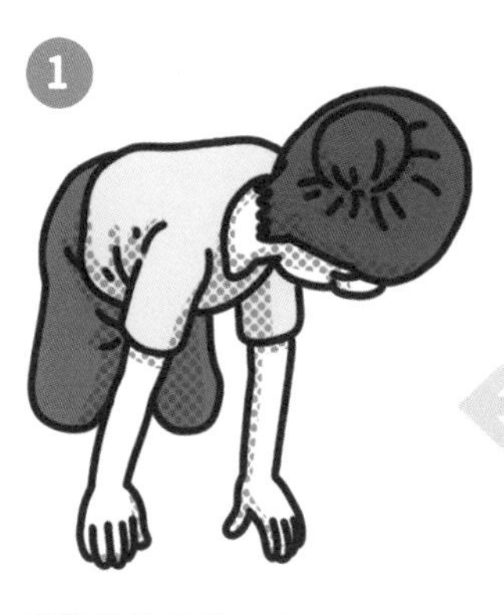

手腳著地趴著，確實挪動背骨、看向左後方。

❷

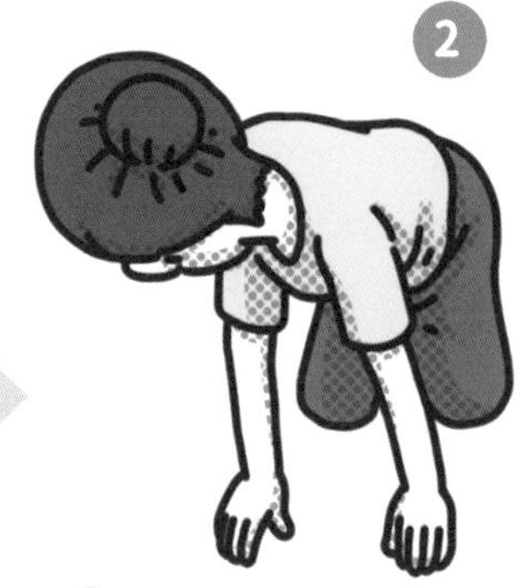

看向❶反方向的右後方。
❶和❷交替，重複 10 次。

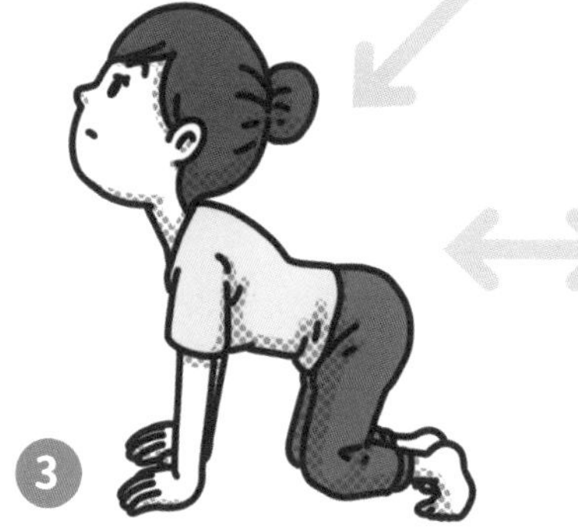

❸

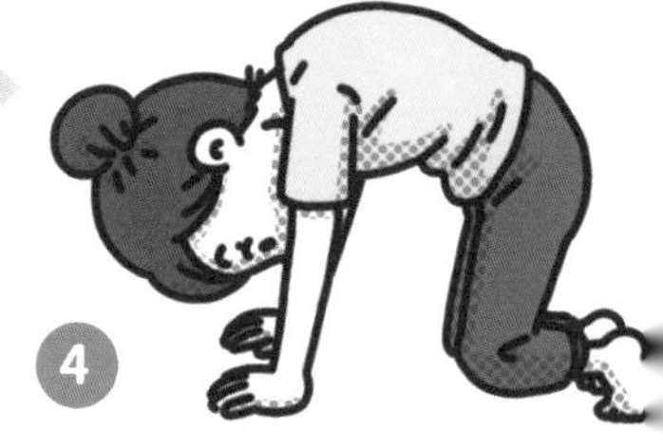

❹

一邊前後挪動背骨，同時上下大距離移動脖子。
盡可能意識到脖子、胸部、腹部的動作並重複 10 次。

步驟 4 背骨體操 Level 2

在有靠背的椅子上執行的版本。請注意坐的時候不要掉下椅子。

❶

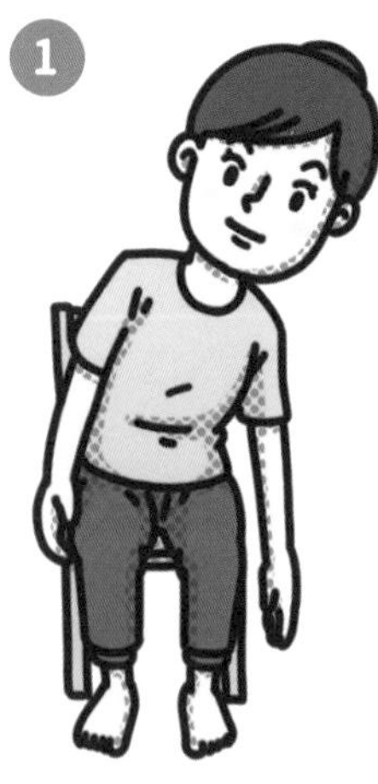

❷

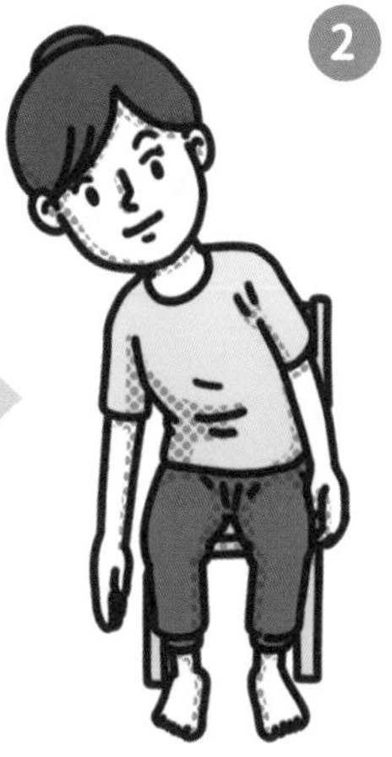

坐在椅子上，兩腳打開與肩同寬，凝視著單一定點目標並且盡可能將上身向左傾斜。

與❶相反，往右傾斜。交替做❶和❷重複 10 次。

❸

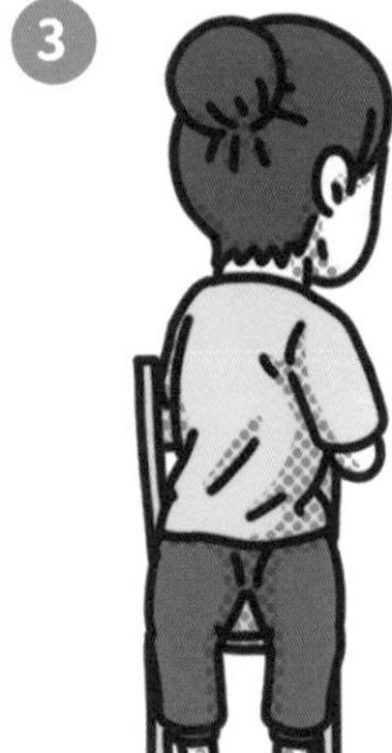

將上半身盡可能往左邊轉。

❹

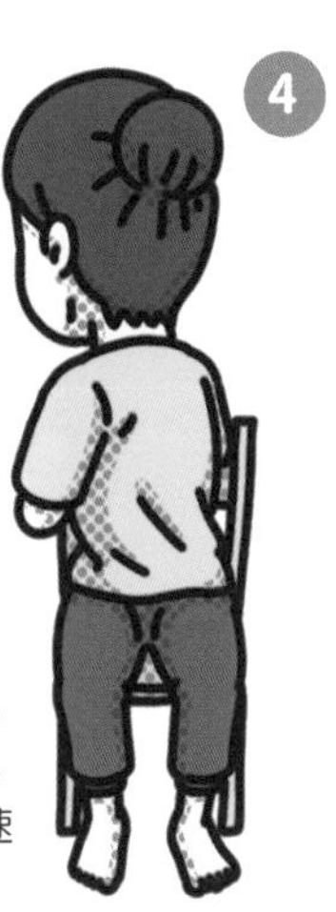

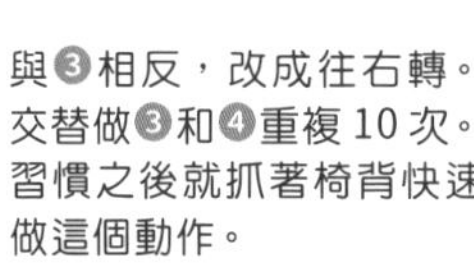

與❸相反，改成往右轉。交替做❸和❹重複 10 次。習慣之後就抓著椅背快速做這個動作。

步驟 5 背骨體操 Level 3

以站立姿勢執行的版本。身體不適或者無法取得平衡的話請不要過於勉強。

1

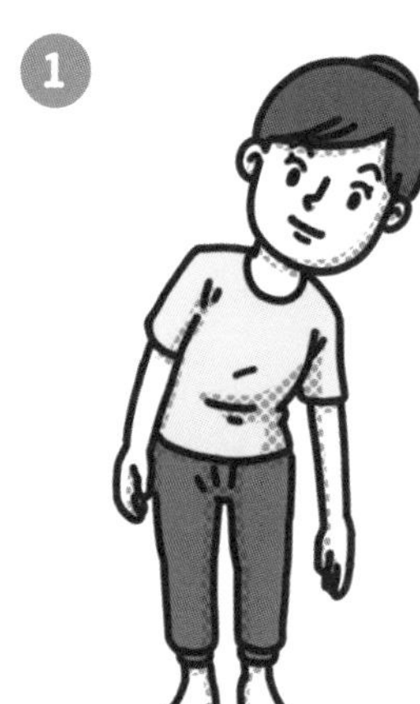

2

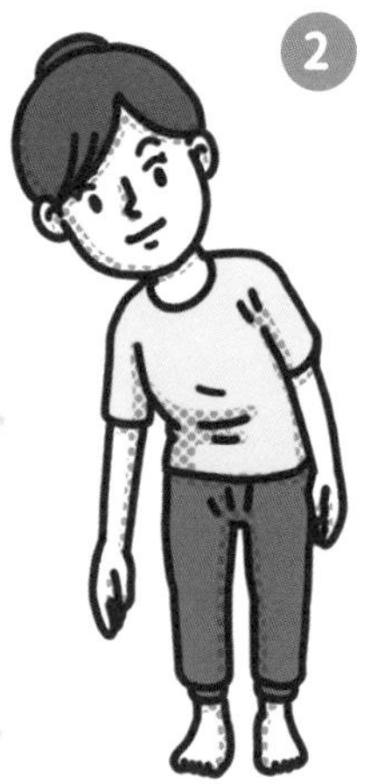

兩腳打開與肩同寬，凝視著單一定點目標並且盡可能將上身向左傾斜。

與❶相反，往右傾斜。交替做❶和❷重複 10 次。

3

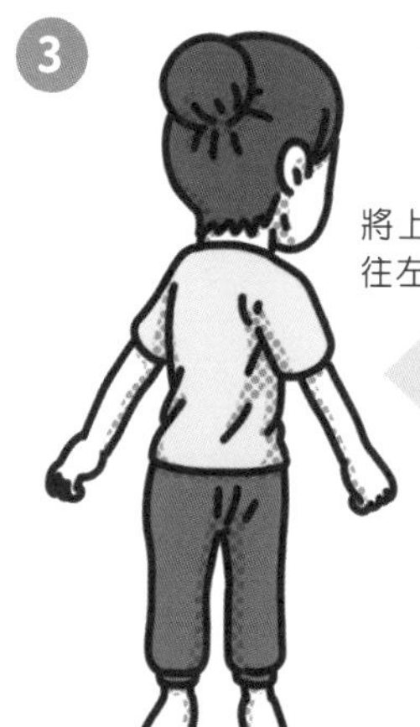

將上半身盡可能往左邊轉。

4

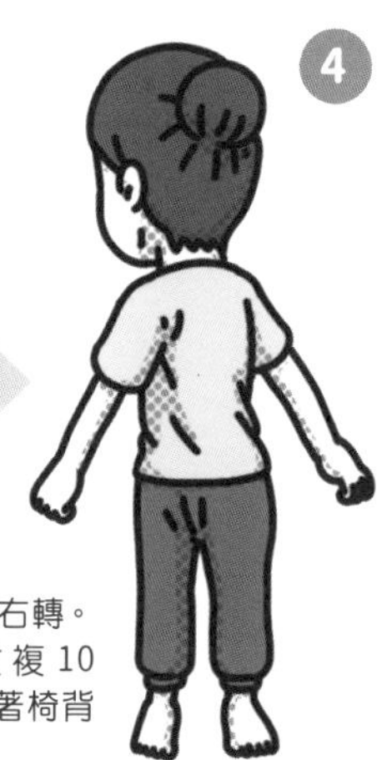

與❸相反，改成往右轉。交替做❸和❹重複 10 次。習慣之後就抓著椅背快速做這個動作。

自我

照護與預防

⑤

為了防止血栓形成多次補充水分

就寢前與入浴前一定要喝要小心酒和咖啡因！

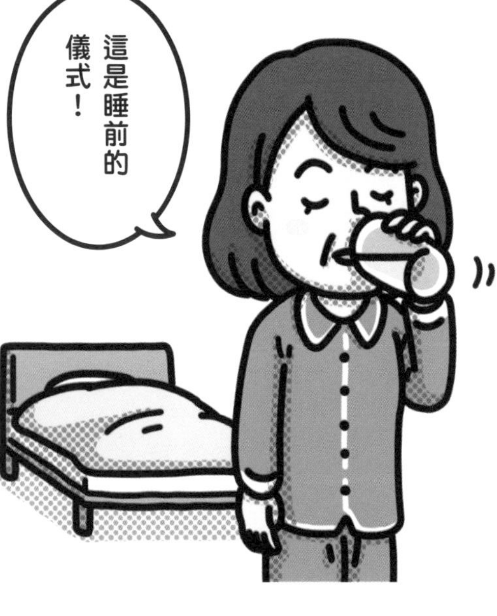

阻礙血液流動的東西包含血栓（血液凝結塊）。這是在體內水分減少、血液變濃稠的時候會出現的東西。**要防止血栓形成就必須補充水分**。也就是需要保持血液清爽的狀態。尤其是**就寢前請喝1～2杯冷水**。這樣可以防止睡眠中形成血栓。如果夜間有尿意的時候，請按摩小腿肚，等1～2分鐘身體習慣後再去洗手間。小腿肚被認為是第二顆心臟，按摩可以排除靜脈停滯。入浴時和睡覺前做也很有效。

補充水分的時機與水分內容

時機

起床時、運動前後、入浴前後、就寢前

入浴前與就寢前務必要補充水分。為了避免血栓形成、同時排除便秘，還請記得經常補充水分。

水分量與種類

1 ～ 2 杯水或牛奶

推薦溫開水或含有豐富礦物質的海洋深層水。牛奶對於解決便秘問題也很有效。要頻繁飲用 1~2 杯。就寢前因為要降低體溫，所以可以喝冰水。

要多加小心的飲料

酒類、咖啡因飲料、碳酸類

酒精會有麻痹腦幹及小腦的作用，所以喝酒還請適量。如果要喝的話推薦不含醣質的芋燒酒等蒸餾酒。咖啡因及碳酸等具有讓中樞神經興奮的作用，所以白天可以喝但是晚上要避免。

另外**入浴前也一樣請補充水分**。讓血液維持在清爽狀態，能夠減輕心臟的負擔。運動前後與用餐中也請不要忘了補充水分。

喝的東西推薦海洋深層水。這種水有許多身體容易缺乏的礦物質，具有改善便秘的效果。

酒精會麻痺腦幹或小腦等收集內耳前庭、視覺以及來自腳底深部知覺等資訊的器官，所以還請適量就好。另外，**咖啡、紅茶、綠茶等也請盡量不要在晚上喝**。這是因為咖啡因具有使中樞神經興奮的效果。

自我

照護與預防

⑥

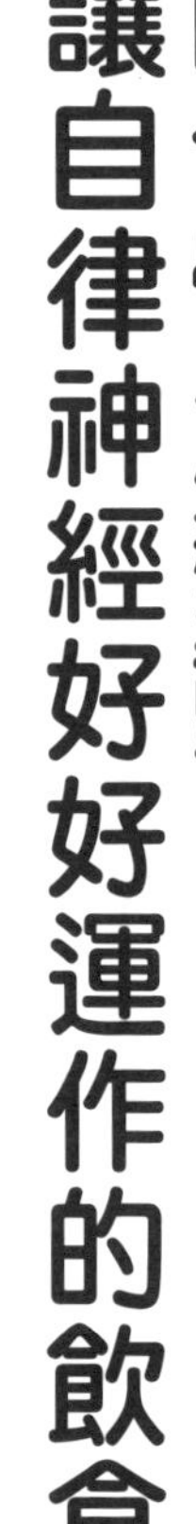

配合體溫變動讓自律神經好好運作的飲食

用飲食調整引導身體節奏的腸內鐘錶

營養不均衡的糟糕飲食、會造成肥胖的飲食都不好，我想大家應該聽到耳朵都長繭了吧。鹽分、肉類的脂肪絕對不能攝取過度，最好要特別留意多攝取食物纖維和礦物質豐富的蔬菜及海藻類。暈眩也與腸子的狀態有關。要讓腸子的狀態良好，方法就是**維持自律神經穩定**。**這也和體溫息息相關**。

提升體溫能改善基礎代謝，同時也可以提高免疫力。但可不是隨時讓體溫變高就好。**一整**

鹽分少一點、也要避開肉類！

體溫的理想變動曲線與飲食關係

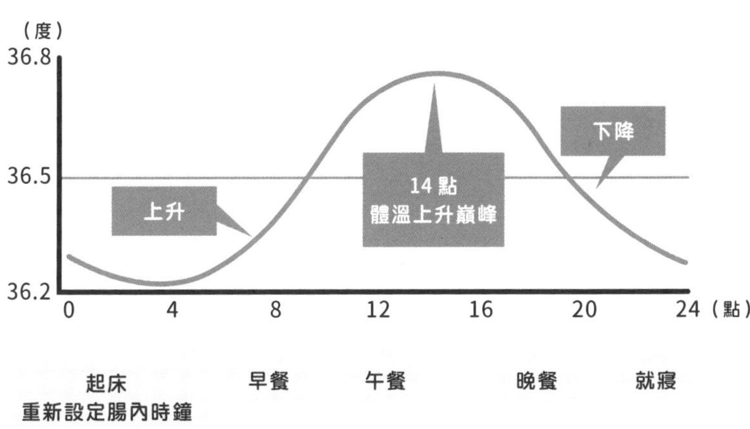

天當中，體溫描繪出理想曲線更加重要。為了要引導出這樣的曲線，有依據「時間生物學」開發出的「時間營養學」。

人類有所謂的身體時鐘，早上起床之後體溫會緩緩上升，在14點來到顛峰然後緩緩下降，睡眠的時候是最低的。只要**體溫變動能夠描繪出這樣的曲線，那麼自律神經的平衡自然也會穩定**。時間營養學就是依據這個機制來調整飲食，這也可以說是調整「腸內時鐘」。

對於輕飄飄暈眩特別有效
飲食基本 7 要點

❶早上起床先喝一杯溫開水

❷早餐要吃可以溫暖身體的東西

❸午餐攝取少量醣類約 80 ～ 100g

❹點心喝一杯蜂蜜檸檬水

❺晚餐吃能讓身體涼爽的東西

❻睡前喝一杯冰水

❼攝取含有鋅的食物，鋅具有抗氧化及抗發炎作用

早上吃溫熱性、中午持平、晚上吃寒涼性的東西

引導體溫進行理想變動的餐飲，要從**早上喝一杯與肌膚溫度接近的溫開水**開始。目的除了重設腸內時鐘以外，也能促進分泌人類活動不可或缺的副腎皮質荷爾蒙。如果這種賀爾蒙不足，就會引發有氣無力、失眠、頭痛等症狀。

為了要調整飲食節奏，同時從促進副腎皮質荷爾蒙分泌的觀點來看，都應該要好好吃早餐。餐點內容請選擇**可以溫熱身體的食材**。另外也要適量攝取能夠成為能量來源的碳水化合物、蛋白質和鹽分。以菜色來說，白飯、烤魚（鮭魚）、雞蛋料理、納豆、醃漬物這樣典型的日本早餐就是範例之一。

中餐要稍微控制一下量。如果大量攝取食

早餐、午餐、晚餐各自的推薦食材

早餐 溫熱性食材	午餐 持平性食材	晚餐 寒涼性食材
生薑、肉桂、山椒、大蒜、長蔥、香菜、栗子、松果、雞肉、蝦子、糯米、黑砂糖等	山藥、玉米、馬鈴薯、地瓜、紅蘿蔔、大豆、黑木耳、枸杞、雞蛋、米飯、蜂蜜等	冬瓜、茄子、牛蒡、蘿蔔、小黃瓜、番茄、白菜、香蕉、梨子、柿子、豆腐、小麥、蕎麥等
調整餐飲節奏，攝取能量來源！	**飯類、麵類、麵包等，攝取適量醣類！**	**要在就寢 3 小時以前就吃完！**

也要攝取魚貝類、堅果類、芝麻等含有鋅的食材喔！

物，餐後急遽上升的血糖值就會因為反動而迅速下降。這有讓動脈硬化情況惡化的危險。最理想的就是在14點以後讓副交感神經慢慢處於優勢。醣類控制在大概80～100g的話，就可以抑制餐後血糖值急速上升。

點心推薦蜂蜜檸檬水，有著豐富的維他命和礦物質，同時具有促進血液循環及恢復疲勞的效果。

晚餐請選擇能夠讓身體涼爽的東西。飲食控制會產生壓力，所以請好好選擇食材，盡情享用自己喜歡的餐點。

自我

照護與預防 ⑦

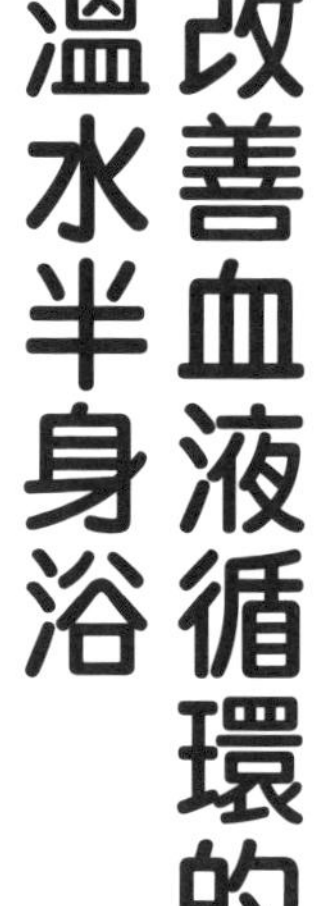

改善血液循環的溫水半身浴

38～40度水剛剛好 先加溫浴室！

能夠緩和疲勞及壓力的入浴方法，也能夠用來照護及預防暈眩。不過可不是像先前一樣單純泡澡就好，有幾點必須要注意的事情。

總結來說，長時間泡在熱水裡會讓血壓變化過於快速，因此心臟有些毛病、以及腦血管可能會發生問題的人絕對不可以這麼做。另外這也會增強神經敏銳度，使暈眩惡化。

熱水的溫度為38～40度，請泡半身浴（只有下半身泡在浴缸裡的泡澡方式）。這樣一來能讓血管

溫水半身浴的效果及注意事項

效果 血液循環會變活潑，心靈平靜

舒適泡在浴缸裡能夠讓血管慢慢擴張，促進血流來改善血液循環。另外也會促進副交感神經的功效，讓心靈平靜。

溫度與時間 38 ～ 40 度，不要泡太久

覺得有點溫溫的比較剛好。只有下半身泡進浴缸裡的半身浴可以避免血壓快速變化，能夠放鬆。

注意事項 在泡澡前就要幫更衣室和浴室加溫，還要喝水

為了避免血壓快速變化，要降低更衣室及浴室與房間的溫度差異。喝一杯水，促進血流。

擴張，使血液循環更加活潑。另外也能促進自律神經中的副交感神經功效，讓心情感到平靜。推薦可以使用加了鎂的沐浴鹽。鎂質具有促進血液循環的作用。

入浴前先幫更衣處和浴室加溫也非常重要。若是空氣溫差過大，血壓就會快速變化，這樣很容易招致腦血管問題。另外，**入浴前別忘了喝一杯水，促進血液循環**。

如果採用這樣的入浴法，只需要稍微改變一下原先的泡澡方式，應該相當容易做到。

自我

照護與預防⑧

避免不養生行為如長時間看電視、飲酒、吸菸等

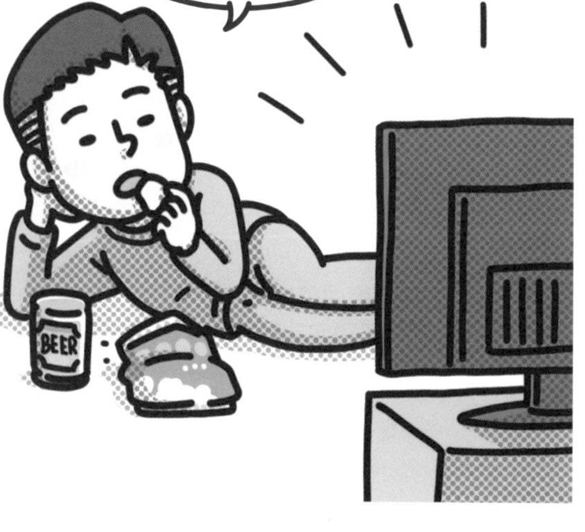

不要打亂生活習慣，阻礙血液循環！

要照護與預防暈眩，就需要安排休息和放鬆的時間。因為這樣可以避免累積壓力。看電視節目雖然也是方法之一，但是暈眩的人要多注意。首先是**持續近距離觀看會產生劇烈變化的影像，很容易打亂平衡感。聆聽巨大聲響也會對耳朵造成不良影響**。另外，也要注意看電視時的姿勢，比方說**撐著頭很容易讓脖子的血液循環不良，反而會引發暈眩**。

而酒的部分前面也有提到，請適量飲用就

引發暈眩的 NG 行為

NG 長時間看電視節目

變化過於劇烈的影像會打亂平衡感，巨大的聲音也對內耳功能有不良影響。長時間維持會造成血液循環不良的姿勢也非常危險。

NG 過量飲酒

絕對不可以飲酒過量到會對腦部造成異常。為了避免禁酒造成壓力，請從調整飲用量及頻率開始做起。

NG 吸菸

會造成血管收縮、阻礙血液循環、減少大腦及內耳的氧氣供應量，如果真的沒辦法自己戒菸，可以考慮前往戒菸門診。

好。含咖啡因飲料及碳酸類在白天喝就好，晚上還請盡量避免。

絕對不可以抽菸，因為肯定會讓暈眩惡化。香菸裡面的尼古丁會讓全身血管收縮，有非常強烈的阻礙血液循環作用。另外香菸的煙也含有會阻礙紅血球與氧氣結合的一氧化碳，這會造成供應給腦和內耳的氧氣減少。

要改變長年下來累積的習慣，可能會讓某些人感受到壓力。有些醫療機關會協助病患戒菸，還請去找醫師商量。

自我照護與預防⑨

長年使用的染髮劑或許會引發暈眩

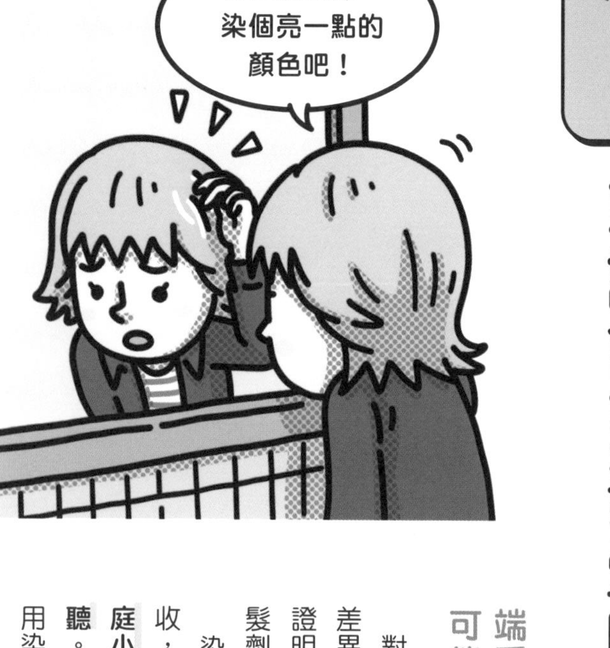

端看使用狀況與體質可能會對腦幹或小腦帶來障礙

對於身體不好的東西，也在體質方面會出現差異。我們談論這個話題的時候，前提是無法證明會有個人差異。這節要提的是關於使用染髮劑。

染髮劑成分中的物質有些很容易被皮膚吸收，卻又不容易排出。如果這些物質**堆積在前庭小腦的話，就有可能會引發暈眩、耳鳴、重聽**。由於會有體質差異，所以並非嚴格禁止使用染髮劑，但若有暈眩情況，就要盡量排除所

小心有機溶劑（稀釋液）中毒！

嚴重可能引發前庭導水管擴大症候群！

以腦幹為中心並且小腦也發生異常的疾病。會出現異常的眼球運動。這會引發腦部萎縮和腦室擴大，就算治療好病變，可能還是會留下後遺症。

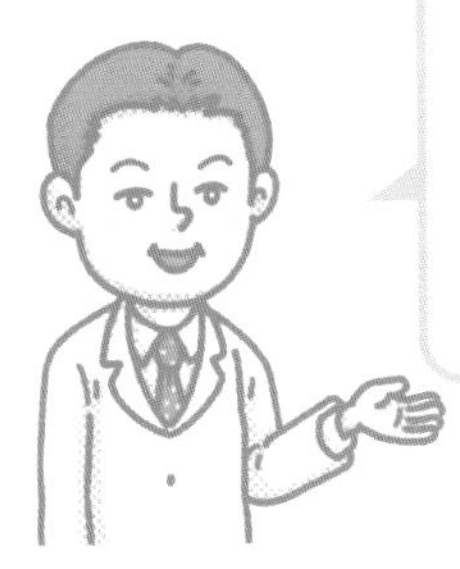

發生暈眩的人最好……

❶ 避免使用有機溶劑。

❷ 若要使用，就要維持通風。

❸ 尤其是職業上必須使用的人，一定要多加注意。

有可能因素。

另外，黏膠或塗料中含的有機溶劑（稀釋液或對胺基苯酚等）在使用上也需要多加注意。這種**有機溶劑會造成平衡問題，除了暈眩以外有時還會發生頭痛、視線模糊、作嘔感等症狀**。畢竟有人是工作上需要接觸這類東西，所以無法完全禁止個人使用，但若要在室內使用的話，還請留心經常維持通風，也要小心使用時間。有些孩子可能熱中於製作模型，也是一樣的情況。監護人一定要多加觀察和提醒孩子。

自我

照護與預防⑩

因禁於暈眩也會造成壓力 外出及運動也是治療的一環

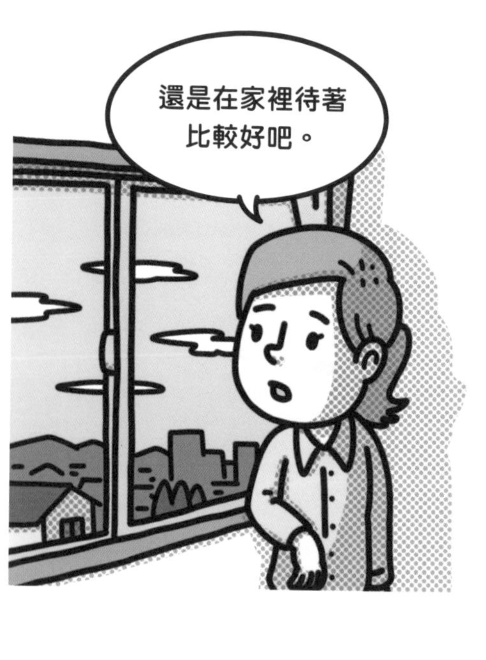

將注意力轉移到其他地方就能抹去不安

發生暈眩的時候，採取能夠緩解症狀的姿勢、保持平靜讓心情沉穩是非常重要的。但是明明當下沒有暈眩，卻因為「不知道什麼時候會發生」而不安到限制行動的話，反而可能招致不良後果。也就是**造成意志及體力衰退，同時加強了壓力**。

運動能夠協助心臟的工作，同時前面也已經說明，走路是比較輕鬆的方法。外出不單單是為了運動，也能夠轉換心情。另外，**運動及外**

在克服暈眩之前，要與它好好往來！

○與暈眩相處良好的方法

❶ 發作的時候必須要休息

若是在室內就讓房間陰暗些，採取能夠緩解症狀的姿勢並且好好休息。

❷ 症狀平穩的時候要去活動

包含運動在內，有時候只是出去走走也能提振心情。把注意力轉移到暈眩以外的事情會比較輕鬆。

❸ 如果出門在外突然暈眩要保持冷靜

不要慌張、看要如何維持身體安穩狀態。請放鬆那些束縛身體的東西，反覆進行腹式呼吸。

出也可以讓自己的念頭轉移到暈眩以外的地方。對於抹去由於暈眩而感到的不安相當有效。有時候甚至就算暈眩發作了，也會覺得比平常來得輕微。

萬一外出的時候發生暈眩，還請不要慌張。注意腳步、不要跌倒了，採取比較輕鬆的姿勢休息一下。如果有腰帶或者領帶這類比較束縛身體的東西，那就先鬆開來，反覆進行腹式呼吸，症狀就會逐漸減緩。

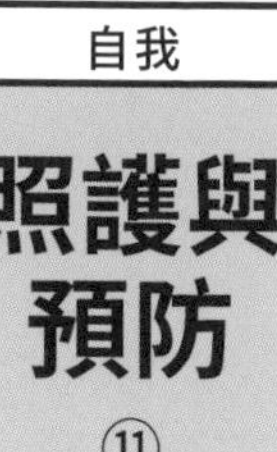

靠事前對策抹除不安，交通工具暈眩（動暈病）的預防方法

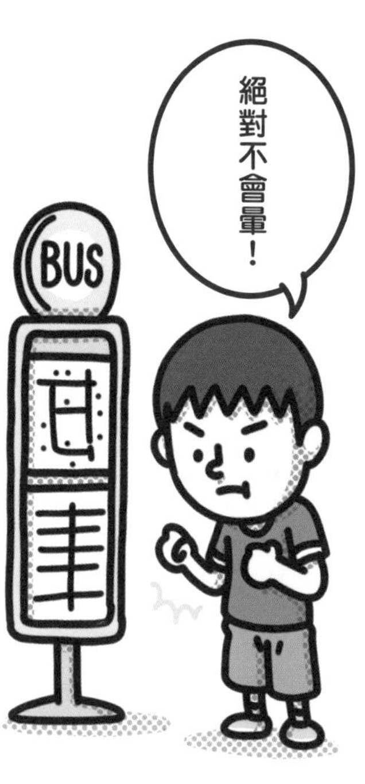

對容易暈車體質有效的六個事前對策

交通工具暈眩和體質有關係，有幾個比較有效的對策。

①自我暗示「我不會暈車」
對於暈車的不安會影響自律神經控制，造成真正的暈車。

②充足睡眠、調整身體狀況
如果疲勞程度嚴重的話就很容易暈眩。吃太飽、空腹或酒醉也是暈眩的原因，還請留心吃東西的量與時機。

採取對策應付交通工具暈眩，安心移動！

針對在搭乘交通工具時會暈眩的病症，也可以進行藥物治療。這並不僅限於交通工具暈眩，是作為用來克服暈眩的「以備不時之需」手段。只要有所準備，就不會過度不安，可以活力十足的好好過日子。由於暈眩是會復發的症狀，因此在醫學上很難說是「根治暈眩」，但是在活力十足度日的時候，還是會覺得「暈眩治好了」對吧。

採取對策讓自己有安心感，自律神經也能好好工作！

③不要動頭部，看著前進方向

收緊下巴、看著前進方向，就可以抑制內耳淋巴液的晃動。看著遠方不太會動的景色也很有效。

④搭乘中不要看書或手機

書本或手機畫面的文字呈現閃爍狀態的話，會打亂平衡感。以大型巴士來說，建議坐在比較不會震動的駕駛座附近。

⑤避免穿著過於緊繃的衣服

對身體造成壓力的話，心靈也會感受到壓力。請穿著可以放鬆的服裝。

⑥吃暈車藥

吃下藥之後就會因為自己有採取對策而感到安心。嚼口香糖可以抑制腸胃過敏、讓頭腦清晰，另外糖分在提升血糖值方面也很有效。

自我

照護與預防

⑫

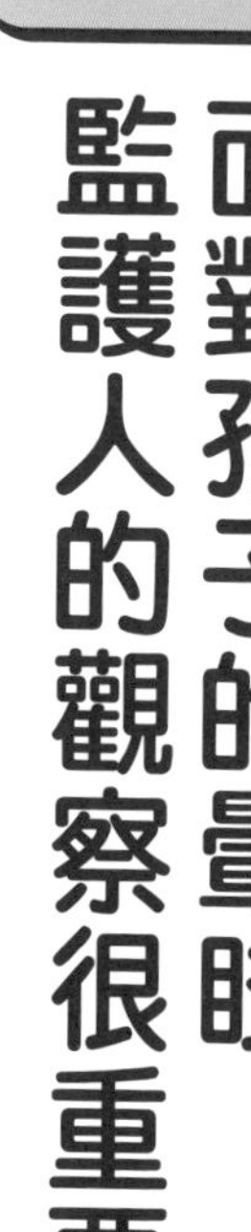

面對孩子的暈眩 監護人的觀察很重要

今天就這樣!!
讓空氣流通一下吧！

增加關於暈眩的知識 不要輕忽、不可放著不管

有時候孩子根本不會開口說自己有暈眩的症狀，所以需要由監護人進行觀察。另外若因為只是暫時性發生就放著不管，要是造成暈眩的原因是什麼重大疾病的話，那可就糟了。最重要的還是希望能夠拯救那些痛苦的孩子。留心**掌握好孩童暈眩最常見的背景因素，這樣才能夠進行適當的判斷及應對**。

孩童暈眩要素疾病範例

先天性眼球震顫

眼球天生就會不受意志控制震顫的疾病。很可能會造成視力問題、身體及心靈壓力等，請與醫師商量。

兩側半規管缺損

天生就沒有內耳半規管的疾病。有一些案例是平衡感會隨著成長而鍛鍊出來，因此後續觀察非常重要。

小腦發育不全

小腦形狀異常的狀態。會出現平衡問題、書寫障礙、動作遲緩等症狀。要與神經科等專業醫師商量。

腦腫瘤

若是孩童有腦腫瘤，通常會是惡性，而且惡化非常快，所以必須馬上前往醫療機關。會有體重減少、食欲不振、頭痛、作嘔感等症狀。

起立性低血壓症

長久站立或起床時猛然起身會引發的暈眩。

陣發性姿勢性暈眩

頭部姿勢改變就會引發暈眩。有頭部外傷、心臟病的可能性。

小腦炎、腦炎 耳帶狀皰疹

如果症狀已經從類似感冒演變到發燒頭痛、腳步不穩，那就有可能是腦炎。若是耳朵疼痛或頭痛，也可能是耳帶狀皰疹。

中耳炎、內耳炎

如果中耳炎惡化，就會引發內耳炎。甚至會有劇烈暈眩、頭痛、作嘔感、發燒等症狀。

頭部打擊傷

側頭骨骨折、耳小骨脫臼等，會引發暈眩、身體腳步不穩、頭部沉重感、眼睛調節問題等。

精神性暈眩

現在內心壓力過大的孩子非常多。但也有一些原先以為可能是精神性問題，但其實是身體疾病的病例。

有機溶劑（稀釋液）中毒症

製作模型等使用的黏膠或塗料中含有的稀釋液會引發平衡問題。有時候也會出現視線模糊或頭部沉重感的症狀。

理所當然的，成人會罹患的疾病也絕非與孩童毫無關係。

作者使用的問診票

由於客觀觀察暈眩狀態非常困難，
因此問診單對於檢查及治療來說非常重要。
病人可以藉此整理自己的狀況，除了能鬆口氣以外，
也對於建立病患與醫師的信賴關係相當有幫助。

■1 現在最困擾的症狀是什麼？

■2 暈眩、腳步不穩是下列哪種？ 可複選

1）周遭的東西轉圈圈　2）身體、頭部輕飄飄
3）身體不穩定、腳步晃動　4）眼前發黑
5）失去意識　6）覺得自己好像快昏倒，很不安
7）其他（請直接寫下）

■3 一開始感受到暈眩是在何時、哪裡、什麼樣的情況下？

1）＿＿年＿＿月＿＿日　上午／下午＿＿點左右

場所：

2）那時候正在做什麼？

3）已經請哪些專科醫師看過？

①內科　②神經內科　③腦部外科　④耳鼻喉科　⑤精神神經科

4）該科初診為何時？

＿＿年＿＿月＿＿日

5）是如何治療的？

①前往門診　②住院　③住院與門診　④其他　⑤不知道

6）家人是否有人曾罹患類似的暈眩（包含已過世之人）

①沒有　②有（與你的關係：＿＿＿）　③不知道

■4 你的暈眩、腳步不穩最後一次發生在何時？

1）____年____月____日　上午／下午____點左右（請寫到能確定的時間）
2）一直都還有這樣的狀況
3）不記得

■5 你的暈眩、腳步不穩是在什麼狀況下發生？　可複選

1）突然發生：原因　無／有　原因：[　　　　　　　　]
2）轉動脖子的時候：忽然（轉向側邊、回頭、往上抬、往下低、
其他 ____）
3）早上起床的時候
4）躺下來耳朵（左／右）朝下的時候　翻身的時候　把頭放到枕頭上的時候
5）忽然站起來的時候，或者忽然蹲下的時候
6）記不清楚
7）其他（請具體寫出來）

[　　　　　　　　　　　　　　　　　　　　]

■6 該暈眩、腳步不穩到現在為止

1）只發生過一次
2）發生過 2 次以上
頻率為 1 天____次、1 週____次、1 個月____次、1 年____次左右
3）持續發生：並且
- 逐漸好轉
- 沒有變化
- 逐漸惡化

■7 該暈眩、腳步不穩發生之後持續多久？

1）幾乎只有瞬間
2）幾分鐘到幾十分鐘左右
3）幾小時到一天左右
4）2～3 天左右
5）一直持續
6）不確定
7）其他

[　　　　　　　　　　　　　　　　　　　　]

■8 該暈眩、腳步不穩發生的時候，或者在暈眩前後，有發生什麼樣的事情？

A

①耳朵聽不太清楚
聲音斷斷續續：　左／右／不知道是哪邊
②有耳鳴：　左／右／不知道是哪邊
③覺得耳朵塞住：　左／右／不知道是哪邊

B

①頭痛：額頭／頭上／頭側邊（左／右）／頭後方
②眼睛後方疼痛
③看見閃閃爍爍的光芒
④覺得光線刺眼
⑤臉部（左／右）、手（左／右）、腳（左／右）無法動彈
⑥說話不順暢、無法說話
⑦吞嚥困難、嗆到
⑧東西都看起來有兩個
⑨臉部（左／右）、手（左／右）、腳（左／右）麻痺
⑩失去意識、痙攣
⑪發燒：＿＿度＿＿天

C

①覺得身體不適：好像要吐的感覺／嘔吐
②冒冷汗　③發冷（手／腳）、心悸

D

①**A**～**C**有現在仍持續發生的（有／沒有）
②其他（請直接寫下）

■9 暈眩前是否有發生症狀（前兆症狀）？

①耳鳴（左／右）	②重聽（左／右）	③覺得耳朵塞住（左／右）
④有聲響	⑤作嘔感	⑥頭痛、頭部沉重感
⑦失去意識	⑧看東西有兩個重疊	⑨肩頸僵硬
⑩耳朵痛	⑪發熱	⑫倦怠感
⑬發燒	⑭無	
⑮其他		

■10 暈眩之後是否有發生症狀（後續症狀）？

①耳鳴（左／右） ②重聽（左／右） ③覺得耳朵塞住（左／右）
④有聲響 ⑤作嘔感 ⑥頭痛、頭部沉重感
⑦失去意識 ⑧看東西有兩個重疊 ⑨肩頸僵硬
⑩耳朵痛 ⑪發熱 ⑫倦怠感
⑬冒冷汗 ⑭心悸 ⑮臉紅
⑯臉色蒼白 ⑰手腳麻痺 ⑱無
⑲其他疾病

■11 關於耳朵聆聽狀況

1）有重聽狀況的耳朵是哪邊

①右耳 ②左耳 ③兩耳 ④沒有重聽 ⑤不知道

2）兩耳都重聽的話

①兩耳同時重聽 ②右耳先重聽 ③左耳先重聽
④不知道

3）重聽有變化嗎？

①沒有變化 ②暈眩的時候會惡化 ③不管有沒有暈眩都會變化
④只有右耳會變化 ⑤只有左耳會變化 ⑥兩耳都會變化
⑦不知道

■12 暈眩治療是從發作後起天開始的？

①發作當天 ② 3 天以內 ③ 14 天以內 ④ 1 個月以內
⑤ 6 個月以內 ⑥ 1 年以內 ⑦ 1 年以上 ⑧不知道

■13 先前有使用過許多種藥物嗎？

①降血壓藥 ②升血壓藥
③止痛藥 ④安眠藥
⑤鎮定劑 ⑥抗癲癇藥 ⑦避孕藥
⑧賀爾蒙藥 ⑨鏈黴素 ⑩卡納黴素
⑪抗生素（服用／注射）
⑫其他
⑬現在使用中的藥物
⑭飲酒：無／有 1 天______左右
⑮菸：沒吸／有吸 1 天______左右

■14 先前曾經罹患什麼疾病嗎？目前還有什麼疾病？

1）肺炎　2）結核　3）中耳炎
4）重聽（突發性、職業性、聽見巨大聲響之後、原因不明）
5）過敏性疾病（鼻炎、氣喘、藥物過敏、蕁麻疹）
6）偏頭痛　7）自律神經失調　8）心臟病　9）低血壓
10）高血壓　11）動脈硬化　12）交通意外造成受傷
13）頭部打擊傷　14）揮鞭症候群　15）腦中風（腦出血、腦血栓）
16）糖尿病　17）貧血　18）癲癇　19）梅毒
20）失眠　21）腎臟病、肝病
22）婦女疾病［　　　　］
23）精神神經科疾病［　　　　］
24）眼部疾病［　　　　］
25）接受過大手術（何時、哪種）［　　　　］
26）其他［　　　　］

■15 其他

1）生產＿＿次　自然流產＿＿次　人工流產＿＿次
2）兵役
3）染髮
4）壓力
5）其他［　　　　］

■16 若有其他想告知的事項也請自由書寫

［　　　　］

〔參考文獻〕

《暈眩を治す本》（マキノ出版）
《暈眩は治る～名醫が教える治療と科學》
（ソフトバンククリエイティブ）
《暈眩がわかる》（醫學同人社）
《暈眩は自分で治せる》（マキノ出版）
《フワフワする暈眩は食事でよくなる》（マキノ出版）
《暈眩・梅尼爾氏症 自分で治す最強事典》（マキノ出版）

本書中刊載的內容乃使用作者坂田英明擔任院長的川越耳科學診所的資訊編輯而成。治療名稱等在不同醫療機關中會有不同名稱，可能會與本書不同。另外伴隨暈眩出現的問題在臨床現場也是各式各樣。請不要使用本書就自行下最後判斷，務必請專業醫師進行診斷。

後記

非常感謝各位閱讀到最後。

說起來，人類是何時知道暈眩這種症狀的呢？暈船在西元前400年就已經為人所知，有名的希波克拉底就曾說「身體在進行搭船那種運動的時候會引發作嘔感」。大航海時代的恩里克王子據說也嚴重暈船。暈船也是被稱為動暈症的一種暈眩。

另外本書當中也有提到，1861年的時候醫師發表梅尼爾氏症造成暈眩的原因可能是在內耳。雖然現在已經是常識，不過當時還認為只要是暈眩，一定就是腦部引發的問題。

話說回來大家如果因為胸口疼痛，被告知是「心絞痛」的話，是不是會相當慌張呢？腦中肯定馬上浮現心肌梗塞，然後在日常生活中萬分小心吧。另一方面只要提到「暈眩」，通常都會覺得「原因應該出在耳朵吧？」或者是「應該是耳石脫落了」。但真是如此嗎？我想應該很少人會在「暈眩」之後聯想到「腦梗塞」吧。甚至可以說大部分人會覺得「輕飄飄的暈眩根本不算疾病吧」。

閱讀本書的讀者們，想來都已經很清楚雖然一概稱為暈眩，但背後原因也是五花八門。有必須叫救護車的急性迴轉性暈眩，也有不知道那個迴轉性暈眩何時會再次發生而感到不安的亞急性期。慢性期的輕飄飄暈眩一樣會成為問題，對日常生活造成麻煩，甚至有很多人會因此而陷入失眠或憂鬱狀態。而一直被認定是梅尼爾氏症的迴轉性暈眩，也有許多人病因其實是腦血管障礙。

梅尼爾氏症發表已經160年了，現在大部分的醫師也認為「暈眩幾乎都是內耳的問題」、「原因在腦部的只有少數」。但真是如此嗎？

明確了解暈眩發生的時期、同時出現的頭痛及重聽、耳鳴等症狀，還有過敏、高低血壓、睡眠、肥胖等背景因素，解決各問題更為重要。若能根據本書提出的項目，稍微找出大家的暈眩原因、背景因素，讓大家更為輕鬆就太好了。

坂田 英明

TITLE

圖解　名醫傳授健康知識　眩暈症

STAFF

出版　瑞昇文化事業股份有限公司
作者　坂田英明
譯者　黃詩婷

創辦人／董事長　駱東墻
CEO／行銷　陳冠偉
總編輯　郭湘齡
文字編輯　張聿雯　徐承義
美術編輯　朱哲宏
國際版權　駱念德　張聿雯

排版　曾兆珩
製版　印研科技有限公司
印刷　龍岡數位文化股份有限公司

法律顧問　立勤國際法律事務所　黃沛聲律師
戶名　瑞昇文化事業股份有限公司
劃撥帳號　19598343
地址　新北市中和區景平路464巷2弄1-4號
電話　(02)2945-3191
傳真　(02)2945-3190
網址　www.rising-books.com.tw
Mail　deepblue@rising-books.com.tw
港澳總經銷　泛華發行代理有限公司

初版日期　2025年1月
定價　NT$350 / HK$109

ORIGINAL EDITION STAFF

企画・編集　セトオドーピス
デザイン　株式会社東京
　100ミリバールスタジオ
イラスト　大野直人

國家圖書館出版品預行編目資料

圖解名醫傳授健康知識：眩暈症 / 坂田英明作；黃詩婷譯. -- 初版. -- 新北市：瑞昇文化事業股份有限公司, 2024.12
256面；14.8x21公分
ISBN 978-986-401-803-1(平裝)

1.CST: 眩暈症

415.939　113018942